"精神卫生和心理健康"系列丛书

特殊人群精神与心理问题的识别与治疗

主编◎李亚飞　刘廷筑　郭艳红

丛书主编◎赵代伟　徐寒松

U0353208

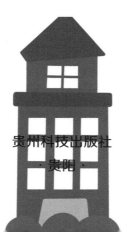

贵州科技出版社
·贵阳·

图书在版编目（CIP）数据

特殊人群精神与心理问题的识别与治疗 / 李亚飞，
刘廷筑，郭艳红主编. -- 贵阳：贵州科技出版社，2023.8
（"精神卫生和心理健康"系列丛书 / 赵代伟，徐
寒松主编）

ISBN 978-7-5532-1204-3

Ⅰ.①特… Ⅱ.①李… ②刘… ③郭… Ⅲ.①老年病
学—精神病学—诊疗 Ⅳ.①R749.1

中国国家版本馆 CIP 数据核字（2023）第 104890 号

特殊人群精神与心理问题的识别与治疗

TESHU RENQUN JINGSHEN YU XINLI WENTI DE SHIBIE YU ZHILIAO

出版发行	贵州科技出版社	
地　　址	贵阳市观山湖区会展东路 SOHO 区 A 座（邮政编码：550081）	
出 版 人	王立红	
经　　销	全国各地新华书店	
印　　刷	贵州新华印务有限责任公司	
版　　次	2023 年 8 月第 1 版	
印　　次	2023 年 8 月第 1 次	
字　　数	90 千字	
印　　张	3.75	
开　　本	889 mm × 1194 mm　1/32	
书　　号	ISBN 978-7-5532-1204-3	
定　　价	19.60 元	

"精神卫生和心理健康"系列丛书
编 委 会

序

　　当前我国正处于经济社会快速转型期，人们的心理问题日益凸显，各种各样的心理危机不断出现。这些心理危机不仅严重影响个体的身心健康，更影响家庭和谐、社会稳定和国家生产力的发展。正因如此，近年来国家愈发重视公众心理健康，不断建立和完善了心理健康教育、心理援助热线服务、心理评估、心理咨询、心理治疗等衔接递进、合作密切的心理危机干预和心理援助服务模式。

　　首先，近年来我国青少年的精神与心理问题不容乐观，焦虑、抑郁、网络成瘾、创伤后应激障碍的青少年不断增加，自伤及自杀行为等也常见于报道。为了应对青少年自伤及自杀等极端情况，不论医生、心理治疗师，还是教师、家长，都应该了解心理健康与精神卫生问题的相关知识。《青少年心理危机干预与治疗》针对性地介绍了不同心理危机的产生原因和影响因素等，详细阐述了各个心理学流派的干预原理和方法。其对于医务工作者，可以作为查缺补漏的工具书；对于非专业人士，可以作为心理危机的科普书。

　　其次，老年人的精神与心理问题也不容忽视。《特殊人群精神与心理问题的识别与治疗》分上、下两篇介绍了老年精神卫生与心理健康，以及躯体疾病伴发心理问题的识别与治疗。内容较为全面，可读性较强，既是从事老年精神医学临床和科研工作者的案头工具书，也是对老年精神医学感兴趣的读者的科普书。

　　再次，为了提高医务工作者心理危机干预的能力，《心理健康工作手册》着重介绍了一般心理问题咨询与治疗、心理援助热线接听与处理。另外，还对发病率逐年上升的睡眠障碍的相关知识、诊断与治疗进行了阐述。

最后，有关精神心理疾病的诊疗也至关重要。精神心理疾病涵盖病种较多，主要包括精神分裂症、焦虑障碍、抑郁障碍、双相障碍及器质性精神障碍等。这些疾病具有病因复杂、病情重、易复发、高致残率、高自杀率等特点。所以，选择恰当、科学的诊疗手段是非常重要的。《精神心理疾病的中西医康复治疗》介绍了精神心理疾病中医和西医康复治疗相关方法、特色。

综上所述，"精神卫生和心理健康"系列丛书涵盖了青少年、老年人常见精神和心理问题及其干预技术，以及精神心理疾病的主要诊疗手段。

本丛书的各位编者是从事精神心理卫生相关工作、具有多年丰富临床经验的专业人员，同时，丛书内容是各位编者多年经验与智慧的结晶，可读性较强，希望为读者介绍相关专业知识，也为推动行业发展做出积极的贡献。

上海交通大学医学院

前言

　　精神卫生和心理健康是全球重大而复杂的公共卫生问题之一，与人类社会的发展息息相关。随着老龄化社会的来临，老年人精神卫生和心理健康已成为全社会关注的热点议题。世界卫生组织 2017 年发现，由于身体、认知等各方面能力的退化，高达 1/5 的老年人经历过多种多样的精神与心理问题，包括焦虑、抑郁、感知觉下降、记忆衰退、性格多变、认知失调乃至阿尔茨海默病（又称老年性痴呆）等。国内外研究也表明，老年人精神卫生和心理健康与他们的幸福感、预期寿命及死亡率具有紧密关系，而精神障碍等正严重影响着老年人晚年的生活质量。尤其自 2019 年年末新型冠状病毒肺炎（2022 年 12 月国家卫生健康委公告 2022 年第 7 号已将"新型冠状病毒肺炎"更名为"新型冠状病毒感染"）疫情暴发以来，老年人的精神卫生和心理健康面临了更大的挑战。此外，有部分人群患有一种或多种躯体疾病，在此类人群伴发精神、心理问题的管理方面，除了关注精神、心理问题本身，还要注意躯体疾病带来的问题，在处理上要更为小心谨慎。本书分上篇和下篇，上篇为老年精神卫生与心理健康，主要阐述老年期认知障碍、老年期抑郁障碍、老年期焦虑障碍等；下篇为躯体疾病伴发心理问题的识别与治疗，主要阐述双心疾病、慢性肾脏病伴发心理问题的识别与治疗。

由于我们编写水平有限，书中难免存在不足之处，真诚希望读者能够提出意见和建议，以便我们以后能够做得更好。

编　者

2023 年 3 月

目录

上篇　老年精神卫生与心理健康

下篇　躯体疾病伴发心理问题的识别与治疗

上　篇

老年精神卫生与心理健康

第一章　概述

一、国家政策

　　老年精神卫生与心理健康的工作目标需要同健康老龄化战略的终极目标相结合。2016 年 10 月，中共中央、国务院发布了《"健康中国 2030"规划纲要》，立足于我国人口老龄化的基本国情，明确提出了促进健康老龄化的总体规划目标和基本实现路径。2017 年 2 月，国务院印发《"十三五"国家老龄事业发展和养老体系建设规划》，更为明确地阐述了我国养老服务和健康支持体系建设的具体实施策略和主要政策指标。2017 年 10 月，党的十九大报告正式提出"实施健康中国战略"，并强调要为人民群众（特别是老年群体）提供全方位、全周期的健康服务。2019年 7 月，《国务院关于实施健康中国行动的意见》发布，进一步跟进和保障健康中国战略（包括健康老龄化战略）的有效实施。这些政策的落地体现了健康老龄化战略对于国家发展的重要性。因此，对老年精神卫生与心理健康的提高和促进应与健康老龄化战略的终极目标相结合，使相关政策能够落地生根、开花结果。

二、人口老龄化现状

2021 年第七次人口普查数据显示,我国 60 岁及以上老年人口达 2.6 亿。随着老龄化社会的来临,老年精神卫生与心理健康已成为全社会关注的热点议题。世界卫生组织 2017 年发现,由于身体、认知等各方面能力的退化,高达 1/5 的老年人经历过多种多样的精神与心理问题,包括焦虑、抑郁、感知觉下降、记忆衰退、性格多变、认知失调乃至阿尔茨海默病等。国内外研究也表明,老年人精神卫生和心理健康与他们的幸福感、预期寿命及死亡率具有紧密关系,精神障碍等正严重影响着老年人的晚年生活质量。因此,从生命历程与生态系统观的理论视角聚焦老年群体精神与心理问题,梳理其特点、影响因素与发展态势,不但可以相对完整地揭示其机制,也可以在一定程度上深化全社会对这一复杂现象的认知。

三、老年化的生理变化

人脑的重量从 30 岁到 70 岁大约要减轻 5%,到 80 岁时再减轻 5%,到了 90 岁还要再减轻 20%。除这些变化外,老年期还会出现脑室扩大和脑膜增厚,即一些神经细胞消失,尽管这是相当轻微的,而且是有选择性的;树突也有可能减少;磁共振成像(magnetic resonance imaging,MRI)研究表明灰质减少而白质相对没有变化;丘脑以及额叶和颞叶的脑血流量也随年龄的增加而下降。

老年期神经细胞胞质内会聚积一种被称为脂褐质(lipofuscin)

的色素，它可能由一些降解的细胞成分组成。神经元细胞骨架的组成也有变化：一种起着联结神经纤维与微管作用的 Tau 蛋白（microtubule-associated protein tau），它可聚集形成成对的螺旋纤维，螺旋纤维又在一些神经细胞内形成神经原纤维缠结（neurofibrillary tangle，NFT），并使神经细胞受到破坏。在正常老年化的脑中，神经原纤维缠结通常仅存在于海马和内嗅皮质的少数细胞中。

除神经原纤维缠结外，正常老年化的脑中还可含有老年斑（senile plaques），它是聚集成不规则球形的神经突起，有时在其中心含有一个细胞外淀粉样物质的中央核心，还有一些"弥散"的斑块。老年斑也含有 Tau 蛋白形成的成对的螺旋纤维。所有斑块都含有淀粉样物质。正常老年化的脑中，老年斑在脑内的分布比神经原纤维缠结更广泛，除分布于海马和内嗅皮质外，还可见于新皮质与杏仁核。有少数非阿尔茨海默病老年人的脑中含有在阿尔茨海默病患者中可见到的路易体（Lewy body），它是薄层状的细胞质内包涵体，通常只见于黑质和蓝斑。

四、老年化的心理变化

由于老年人常患躯体疾病（特别是感觉缺陷），这使得对他们认知功能的评估变得很复杂。

纵向研究（longitudinal study）提示，以标准智力测验来衡量，老年人的智力（intelligence）只有在老年晚期才会显著下降。其特征性的变化是精神运动性迟缓以及掌握新信息的能力受损。反之，对已经反复运用多次的技巧（如词汇理解）测验，则仅有轻微的或几乎没有与年龄相关的下降。

又如短期记忆，以数字广度测验来衡量，正常老年人并无变化；工作记忆（working memory）测验显示老年人的记忆容量在逐渐下降，因此，如果要分散注意力来完成两项任务或者用另外某种方法加工同一材料，老年人完成得会明显不如年轻人好。老年人通常可清晰地回忆起历时久远但对其意义重大的事件。尽管如此，他们对其他久远事件的长期记忆也会有所下降。总体来看，随着年龄的增加，老年人灵活解决问题的能力有所减退，而经验积累成的智慧则有所增加，两者的程度大致平衡。

另外，老年人的人格与处世态度也有重要变化。例如，他们会越来越谨慎和固执。

五、老年化的躯体健康

随着年龄的增加，除了躯体功能与适应性普遍下降之外，慢性退行性病变在老年人中也很常见。因此，老年人常频繁咨询医师，并占用了所有综合医院一半的病床。75岁以上的老年人对此方面的需求更为巨大。他们由于患有多种疾病，对治疗的不良反应很敏感，常使得对他们的医疗处理更为困难。老年人常出现感觉与运动障碍、视物困难、听力困难、行走困难、说话困难。所以，应加强对老年人健康的关注。

第二章 与躯体疾病相关的精神障碍

老年人往往患有一种或者多种躯体疾病，相关临床数据统计证实，我国大约有 43% 的老年人同时患有两种以上的躯体疾病，同时所患躯体疾病种类每年呈现递增趋势。考察老年人躯体疾病与精神障碍的共病现象非常重要。精神障碍有可能使老年人躯体疾病的治疗复杂化，例如，抑郁是导致心肌梗死死亡率和发病率增加的危险因素。

一、流行病学

在急重性、复发性或进行性躯体疾病患者中约有 1/3 存在精神障碍。要获知确切的比例比较困难，因为精神障碍的一般诊断标准包含了一些可以由躯体疾病引起的症状，如疲劳、睡眠障碍。虽然有人建议对精神障碍的诊断标准进行修改，以使其更适用于躯体疾病伴发精神障碍的患者，然而目前仍未有一个让人满意的结果。最好的方法是先从一般诊断标准切入，然后运用躯体疾病相关知识，确定精神障碍的症状以及其他方面的起因。然而，这种方法要求医师有高超的访谈技巧，而且也难以大范围地实施。

自杀较为容易识别。相较于普通人群，躯体疾病患者的自杀风险会增加。有研究报道过自杀与癌症、多发性硬化及其他多种疾病的关系。关于与躯体疾病相关的精神障碍流行病学可阅读 Richard Mayou 和 Michael Sharpe 所著的由牛津大学出版社出版的《功能性躯体症状的治疗》(*Treatment of Functional Somatic Symptoms*)。

躯体疾病患者的常见精神障碍有适应障碍、重度抑郁、焦虑障碍、广泛性焦虑障碍、惊恐障碍、恐惧障碍、急性应激障碍、创伤后应激障碍、躯体形式障碍、药物滥用、进食障碍、睡眠障碍、做作性障碍、性功能障碍。

二、发病机制

精神障碍与躯体疾病共病的 3 个主要原因：

（1）偶然因素，当两种疾病均为常见疾病时。

（2）精神障碍可能引发躯体疾病，如酒精依赖会引起肝硬化。

（3）躯体疾病可能引发精神障碍，比如躯体疾病及其治疗可能作用于大脑，或者患者对躯体疾病及其治疗有心理反应；或者是躯体疾病及其治疗对患者的社会功能有影响，如使患者失业。这些因素与个体发病前的易感素质紧密相关。

（一）生物学机制

除了谵妄和阿尔茨海默病以外，许多其他的精神障碍也可能因躯体疾病影响大脑而引起。影响大脑的躯体疾病包括急性感染、内分泌紊乱和一些恶性肿瘤。美国精神医学会（American Psychiatric Association）制定的 DSM 分类（Diagnostic and Statistical Manual of Mental Disorders）把这种精神障碍定义为器质性精神障碍。可直接引发器质性精神障碍的躯体疾病有内分泌代谢疾病〔如糖尿病、甲状腺疾病、艾迪生病（Addison disease，又称肾上腺皮质功能减退症）等〕、神经系统疾病（如嗜铬细胞瘤）、自身免疫性疾病（如系统性红斑狼疮）、感染等。

药物治疗也可能通过影响大脑而引发精神障碍，表1列出了常见的可引起精神障碍的药物。其他与精神障碍相关的治疗有放射治疗（简称放疗）、化学药物治疗（简称化疗）和毁损手术（如乳房切除术）。

表1　常见的可引起精神障碍的药物

药物	精神障碍
抗胆碱药（苯海索、阿托品、丙环定）	定向障碍、激越、意识错乱、视幻觉
拟多巴胺药（左旋多巴）	急性器质性综合征、抑郁、精神病性症状
甲基多巴	倦怠、虚弱、抑郁
交感神经节阻断药（可乐定）	轻度抑郁
洋地黄	定向障碍、意识错乱、心境失调／紊乱
利尿剂	虚弱、情感淡漠、抑郁（电解质丢失导致）
水杨酰胺	意识错乱、激越、遗忘
非那西丁	长期滥用导致的痴呆
异烟肼	急性器质性综合征、躁狂
环丝氨酸	意识错乱、精神分裂样综合征

注：可乐定现已少用。

（二）心理和社会机制

躯体疾病引发精神障碍的最常见的方式是通过心理机制来施加影响。某些躯体疾病很可能引起严重的精神障碍。这些躯体疾病包括威胁生命的急性疾病以及一些复发的进行性疾病。

当慢性躯体疾病出现剧痛、持续呕吐和严重气促等令人痛苦的症状时，精神障碍的发生就很常见了。

当躯体疾病患者存在如下情况时，患者有出现急性和持续性精神障碍的风险：①已出现与既往应激相关的心理问题；②新近遭受了负性生活事件；③生活窘迫。

家庭、朋友、同事和医师的反应会影响患者对躯体疾病的心理反应。他们的支持可以减轻患者的心理反应，而他们的过分警惕、充满矛盾的建议和缺乏同情心则会加重患者的疾病反应。

三、躯体疾病伴发精神障碍的预防

躯体疾病伴发精神障碍的预防策略有 3 种：一是识别精神障碍的风险；二是提供良好的医疗和护理措施，使躯体疾病的负性影响最小化；三是在精神障碍的早期阶段即做到早发现、早治疗。预防的重点对象是那些正在患病或者正在接受治疗（这种治疗被认为与引发精神障碍有关）的患者。此外，预防还应针对有精神病易感素质的患者，如有证据表明其有精神障碍既往病史者。

四、躯体疾病伴发精神障碍的精神科治疗效果

临床经验表明，精神科药物治疗通常对同时患有躯体疾病的精神障碍患者有效。然而，很少有随机对照研究来证实这一点，尽管有少数研究人员在躯体疾病患者身上进行了抗抑郁药物的研究，但是大多数精神障碍与躯体疾病共病患者通常被排除于研究之外。临床经验还表明，心理治疗（如认知－行为治疗）对躯

体疾病患者有效，但这仍然缺乏来自临床试验的证据。有证据表明"协作治疗"，即躯体疾病治疗和精神障碍治疗共同配合对患者有较大的益处，这尤其体现在如糖尿病这样的慢性内科疾病的治疗中。

五、躯体疾病伴发精神障碍的治疗

（一）评估

对躯体疾病患者的精神障碍进行评估与其他情况下所进行的精神障碍评估一样，但还需要遵循以下几点：

（1）充分了解该躯体疾病及其治疗方案。

（2）将焦虑障碍和抑郁障碍与患者对躯体疾病及其治疗的正常情绪反应区别开来，可根据那些极少在正常悲伤中出现的症状（如无望感、内疚感、兴趣丧失和重度失眠）来加以区别。

（3）意识到躯体疾病及其治疗可引起患者出现诸如疲劳和食欲不振等症状，而这些症状也曾用于诊断精神障碍。

（4）了解每一个个体对躯体疾病及其治疗的理解和恐惧程度。

（二）注意事项

医师须清晰地向患者解释躯体疾病及其治疗的性质，并且应该留有机会让患者表达自己的担忧和恐惧。对与躯体疾病有关联的精神障碍的治疗，可参考适合于患相同精神障碍的躯体健康患者的治疗方法。医师应认真地考虑所采用的精神障碍治疗方法和躯体疾病及其治疗方法之间有可能出现的交互作用。患者通常接受全科医师或专科医师的治疗，更复杂的病例则需要就诊于专业的精神科医师。

（三）药物治疗

当患者感到严重痛苦时，催眠药和抗焦虑药能够起到非常有效的短期缓解作用。抗抑郁药的用药指征与未合并躯体疾病的精神障碍患者相同。医师在开处方之前，需要慎重考虑精神药物的不良反应及其可能与其他药物共同作用产生的交互效应。

（四）心理治疗

医师应该把向患者进行解释并做出建议视为治疗的一部分，即给予认知–行为治疗，以此来减少患者的痛苦，增强患者对治疗的依从性。

第三章 老年期认知障碍

认知是机体认识事物和获取知识的智能加工过程，涉及学习、记忆、语言、思维、精神、情感等一系列心理和社会行为。

认知障碍指与上述学习、记忆以及思维判断有关的大脑高级智能加工过程出现异常，从而引起严重学习、记忆障碍，同时伴有失语或失用或失认或失行等改变的病理过程。认知障碍从程度上可分为主观认知障碍、轻度认知障碍、中度认知障碍、重度认知障碍，程度较重的认知障碍也常被称为痴呆。

常见的导致认知障碍的疾病包括阿尔茨海默病、路易体痴呆、额颞叶痴呆、血管性认知功能障碍、帕金森病认知障碍等。

第一节 阿尔茨海默病

阿尔茨海默病是一种起病隐匿、进行性发展的慢性神经退行性疾病。

阿尔茨海默病是一种常见的老年病。65岁以上的老年人中阿尔茨海默病的患病率为2%～5%。女性阿尔茨海默病的患病率高于男性，女性患病率为男性的1～2倍。

一、危险因素

（1）年龄：年龄越大阿尔茨海默病的患病率越高。60 岁以上的老年人每增加 5 岁患病率约增加 1 倍。

（2）遗传：阿尔茨海默病也与遗传有关。

（3）躯体疾病：如甲状腺疾病、自身免疫性疾病等，可被视为该病的危险因素。研究发现抑郁障碍病史，特别是老年期抑郁障碍病史是该病的危险因素。

（4）功能性精神障碍：如精神分裂症和妄想性障碍（又称偏执性精神病）也与阿尔茨海默病有关。

（5）脑外伤：指伴有意识障碍的脑外伤，其也可被视为阿尔茨海默病的危险因素之一。

（6）其他：免疫系统的进行性衰竭、机体解毒功能削弱及慢性病毒感染等，以及丧偶、独居、经济困难、生活颠簸等社会心理因素均可成为阿尔茨海默病的发病诱因。

二、临床表现

阿尔茨海默病发病过程缓慢或隐匿，患者及其家属常说不清起病时间，多见于 70 岁以上（男性平均 73 岁，女性平均 75 岁）老年人。患者在躯体疾病或精神受到刺激后症状突出。主要表现为认知功能下降、精神症状和行为障碍、日常生活能力的逐渐下降。认知功能下降表现为记忆障碍、失认、失用和失语。认知功能下降还可导致执行功能障碍。执行功能障碍表现为动机缺乏，抽象思维缺失，复杂行为的组织、计划和管理能力障碍等高级认知功能障碍。做连续减法、词语流畅性、连线测验等神经心理测验可发现执行功能障碍。痴呆的精神和行为症状常出现在疾病的中晚期，如焦虑、抑郁，患者多半不太愿意暴露。明显的精神和行为症状提示患者痴呆程度较重或病情进展较快，精神行为症状包括失眠、焦虑、抑郁、幻觉、妄想等。轻中度患者神经系统症状和体征常不明显。少数患者有锥体外系反应。重度或晚期患者可出现原始反射，如握持反射，吸吮反射，肌张力增高，四肢屈曲性僵硬呈去皮质强直。

三、辅助检查

（一）神经心理测验

（1）简易精神量表（mini-mental state examination，MMSE）：是临床上检查阿尔茨海默病智能损害程度最常见的量表。该量表总分值与患者文化教育程度有关，文盲≤17分，小学程度≤20分，中学程度≤22分，大学程度≤23分，则说明存在认知功能损害。应进一步进行详细神经心理测验，包括记忆、执行功能、语言运用和视空间能力等各项认知功能的评估。

（2）日常生活能力评估：如日常生活能力评估量表（activity of daily living scale，ADL）可用于评定患者日常生活功能损害程度。

（3）痴呆的行为和精神症状（behavioral and psychological symptoms of dementia，BPSD）的评估：包括阿尔茨海默病行为病理评定量表（rating scale of the behavioral pathology in Alzheimer's disease，BEHAVE-AD）、神经精神症状问卷（the Neuropsychiatric Inventory，NPI）和柯恩－曼斯菲尔德激越情绪行为量表（Cohen-Mansfield agitation inventory，CMAI）等。Cornell痴呆抑郁量表

（Cornell scale for depression in dementia，CSDD）侧重评估患者痴呆的激越和抑郁表现，其中 15 项老年抑郁量表可用于阿尔茨海默病抑郁症状的评估。

（二）血液学检查

血液学检查包括血常规、血糖、血电解质、肾功能、肝功能、维生素 B_{12}、叶酸、甲状腺素等指标。对于高危人群或提示有临床症状的人群应进行梅毒、人类免疫缺陷病毒（human immunodeficiency virus，HIV）、伯氏疏螺旋体血清学检查。

（三）神经影像学检查

头颅计算机断层扫描（computed tomography，CT）（薄层扫描）和 MRI（冠状位）检查显示脑皮质（特别是海马及内侧颞叶）萎缩明显，则支持阿尔茨海默病的临床诊断。功能性神经影像，如正电子发射计算机体层扫描（positron emission tomography，PET）和单光子发射计算机断层显像（single-photon emission computed tomography，SPECT）可提高阿尔茨海默病诊断的可信度。^{18}F– 脱氧核糖葡萄糖 – 正电子发射计算机体层扫描（^{18}F–FDG PET）显示颞顶和上颞 / 后颞区、后扣带回皮质和楔前叶葡萄糖代谢降低，则揭示阿尔茨海默病的特异性改变。阿尔茨海默病晚期可见额叶葡萄糖代谢减低。^{18}F–FDG PET 对阿尔茨海默病病理学诊断的灵敏度为 93%，特异性为 63%，已成为一种实用性较强的工具。

（四）脑脊液检测

脑脊液 β 淀粉样蛋白、Tau 蛋白检测：阿尔茨海默病患者的脑脊液 β 淀粉样蛋白（Aβ42）水平下降（这是由于 Aβ42 在脑内沉积，使得脑脊液中 Aβ42 含量减少），总 Tau 蛋白或磷酸化 Tau 蛋白升高。

（五）基因检测

淀粉样前体蛋白（amyloid precursor protein，APP），早老蛋白（presenilin，PS）1 及 2（即 PS1、PS2）的突变在家族性早发型阿尔茨海默病中占 50%。人载脂蛋白 E4（ApoE4）基因检测可作为诊断散发性阿尔茨海默病的参考依据。

四、诊断

国内目前使用的诊断工具是第 10 版《疾病和有关健康问题的国际统计分类》（即 ICD–10）中的精神与行为障碍分类。阿尔茨海默病的诊断仍然依靠排除法，即先根据认知功能损害情况判断是否有痴呆，然后对病史、病程、体格检查和辅助检查的资料进行综合分析，排除各种特殊原因引起的痴呆后才能做出阿尔茨海默病的临床诊断。确诊阿尔茨海默病有赖于脑组织的病理检查。

五、治疗

本病病因不明，目前尚无特效治疗，现证实有效的治疗方法基本上都属于对症治疗。阿尔茨海默病的治疗包括针对认知功能下降和非认知性精神和行为症状的治疗。治疗方法包括躯体治疗（主要是药物治疗）、心理及社会支持治疗。

（一）对认知功能下降的治疗

1. 乙酰胆碱酯酶抑制剂（acetylcholin-esterase inhibitor, AChEI）

（1）多奈哌齐：通过抑制乙酰胆碱酯酶，从而提高脑细胞突触间隙的乙酰胆碱浓度。常见的不良反应有腹泻、恶心、睡眠障碍。约 50% 的患者认知功能有明显改善。多奈哌齐的推荐起始剂量是 5 mg/d，1 个月后剂量可增加至 10 mg/d。如果患者能耐受，尽可能用 10 mg/d 的剂量。高剂量可获得较好的疗效，但也容易产生不良反应。

（2）卡巴拉汀：属氨基甲酸类，能同时抑制乙酰胆碱酯酶和丁酰胆碱酯酶。该药的推荐剂量为 6 ~ 12 mg/d。临床试验表明，疗效与剂量相关，日剂量大于 6 mg 时，其临床疗效较为肯定，但高剂量治疗时，不良反应也相应增多。

（3）加兰他敏：通过抑制乙酰胆碱酯酶来增加乙酰胆碱的水平，还可以通过调节烟碱受体增加乙酰胆碱的传导效能。

（4）石杉碱甲：是中国研发的乙酰胆碱酯酶抑制剂，常用剂量是 0.2 ~ 0.4 mg/d。不良反应相对较少，包括头晕、纳差、心动过缓；大剂量时可引起恶心和肌肉震颤等。

2. 谷氨酸受体拮抗剂（glutamic acid receptor antagonist, GARA）

美金刚作用于大脑中的谷氨酸 – 谷胺酰胺系统，可以改善记忆过程所必需的谷氨酸的传递。用法是第 1 周 5 mg/d（半片，晨服）；第 2 周 10 mg/d（每次半片，每日 2 次）；第 3 周 15 mg/d（早上 1 片，下午半片）；第 4 周 20 mg/d（每日 1 片，每日 2 次）。维持量为每次 10 mg，每日 2 次。

（二）对精神和行为症状的治疗

对症治疗的目的是控制伴发的精神和行为症状。

（1）抗焦虑药：可考虑用短效苯二氮䓬类药，如阿普唑仑、奥沙西泮（去甲羟安定）、劳拉西泮（罗拉）等。剂量应小且不宜长期应用。警惕过度镇静、嗜睡、言语不清、共济失调和步态不稳等不良反应。增加白天活动有时比服安定更有效。

（2）抗抑郁药：阿尔茨海默病患者中20%~50%有抑郁症状。抑郁症状较轻且历时短暂者，应先予劝导、心理及社会支持治疗、环境改善。必要时可加用抗抑郁药。一些新型抗抑郁药，如选择性5-羟色胺再摄取抑制剂（selective serotonin reuptake inhibitor, SSRI）帕罗西汀、氟西汀、舍曲林等。

（3）抗精神病药：有助于控制患者的行为紊乱、激越、攻击性、幻觉和妄想。但应使用小剂量，并及时停药，以防发生不良反应。常用的非典型抗精神病药（如利培酮、奥氮平等）疗效较好，心血管及锥体外系不良反应较少，适合老年人使用。

（三）心理及社会支持治疗

心理及社会支持治疗的目的主要是尽可能维持患者的认知和社会功能，同时保证患者的安全和舒适。主要内容是帮助患者家属决定患者是住院治疗还是家庭治疗或日间护理等；帮助家属采取适当的措施以防患者自杀、冲动攻击和"徘徊"等异常行为，以保证患者的安全；帮助家属解决有关法律问题（如遗嘱能力）及其他行为能力问题。社会支持治疗很重要的方面是告知家属有关疾病的知识，包括临床表现、治疗方法、疗效、病情的发展和预后等，使家属心中有数，同时让家属知晓基本的护理原则。

第二节　血管性认知功能障碍

血管性认知功能障碍是指由脑血管病危险因素（如高血压、糖尿病、高脂血症等）、明显的脑血管病（如脑梗死、脑出血等）和（或）不明显的脑血管病（如脑白质疏松、慢性脑缺血等）导致的不同程度的智力及认知功能障碍综合征。我国血管性认知功能障碍的患病率为 1.1% ~ 3.0%，年发病率为（5 ~ 9）/1000 人。

一、临床表现

根据认知功能障碍的程度，可将血管性认知功能障碍分为血管性非痴呆性认知功能障碍（vascular cognitive impairment no dementia，VCI–ND）和血管性认知功能障碍［（vascular cognitive impairment，VCI），又称血管性痴呆（vascular dementia，VD）］。

（一）血管性非痴呆性认知功能障碍的临床表现

不同病因可致不同的认知功能域受损，如脑卒中早期最易受损的认知功能包括思维加工速度、计算力、执行功能和视空间构象等；脑白质病变常导致思维加工速度降低和执行功能障碍，进而继发视觉记忆和视空间功能障碍等；2 型糖尿病常使非文字记忆、信息加工速度和执行功能等受损。

（二）血管性痴呆的临床表现

血管性痴呆一般在 50～60 岁发病，男性多于女性，病程短则数月，长可达数十年。血管性痴呆的临床表现很大程度上取决于脑损伤的部位，通常以突然起病、病情波动或阶梯样病程和局灶性神经功能缺损为主。早期主要表现为头痛、眩晕、肢体麻木、睡眠障碍及耳鸣等，可有近期记忆受损、注意力不集中和一些情绪变化，随着病情的进展会出现明显的认知功能受损、精神和行为症状。血管性痴呆患者的认知功能受损主要表现为注意、执行、语言、视空间功能、记忆和学习等方面的受损。

高血压和糖尿病等导致的小血管病变主要表现为皮质下痴呆（subcortical dementia），其特征为执行功能障碍、信息加工速度降低、注意力不集中、帕金森病样症状、步态改变、尿失禁和假性球麻痹等。

血管性痴呆患者的精神和行为症状多表现为抑郁、淡漠、人格改变、运动迟缓、幻听、幻视、情感脆弱易激惹和哭笑无常等，其中以抑郁最为常见。

二、辅助检查

（一）MRI

MRI 是临床上诊断和评估血管性认知功能障碍最常用的手段，能明确脑梗死的部位、体积、数量以及脑萎缩和脑白质病变情况。

脑萎缩是导致血管性认知功能障碍认知功能损害的最重要因素。

（二）生物标志物

生物标志物：①C-反应蛋白（C-reactive protein，CRP）；②血脂，包括胆固醇、三酰甘油［（triacylglycerol，TAG），也叫甘油三酯（triacylglycerol，TG）］、磷脂和游离脂肪酸等；③同型半胱氨酸；④血糖；⑤凝血因子Ⅶ、纤维蛋白原［（Fibrinogen，Fg），又称凝血因子Ⅰ］；⑥D-二聚体、β淀粉样蛋白；等等。

三、诊断

对血管性认知功能障碍的诊断主要依赖于临床表现、神经心理测验和神经影像学检查等。

四、预防与治疗

（一）预防

血管性认知功能障碍的预防分三级：①一级预防包括调整生活方式，如戒烟、限酒、合理膳食及加强锻炼等，并对脑血管病的危险因素进行综合干预。②二级预防是积极寻找并干预脑卒中患者发生脑卒中的原因，防止脑卒中的再发。主要包括管理血压、控制血糖、降血脂和抗血小板聚集等。③三级预防为血管性认知功能障碍的治疗，但目前尚无特效药，乙酰胆碱酯酶抑制剂、N-甲基-D-天冬氨酸受体（N-methyl-D-aspartate receptor，NMDAR）拮抗剂等药物及其他治疗方法可能有效。

（二）对精神和行为症状的治疗

抑郁是血管性痴呆患者常见的症状，选择性5-羟色胺再摄取抑制剂为常用的抗抑郁药。抗精神病药常用于患者幻觉、妄想、激越和攻击行为等症状的治疗。

第三节　其他神经认知障碍

一、路易体痴呆

路易体痴呆（dementia with Lewy body，DLB）是以路易体为病理特征的神经变性病，以波动性认知障碍、鲜明生动的视幻觉和帕金森综合征为主要临床特点。

（一）临床表现

（1）进行性痴呆。

（2）波动性认知障碍：路易体痴呆的认知功能波动比较大，患者一天至数天之内会有多次意识模糊和清醒状态的交替，也可以在数分钟或数小时中交替。

（3）鲜明生动的视幻觉：视幻觉是路易体痴呆最常见的精神症状，患者描述鲜明生动，多为昆虫等小动物，也可以是能描述的人物。

（4）帕金森综合征：自发的帕金森综合征是路易体痴呆的典型表现，主要为面具脸、肌张力增高、动作减少和精神运动性迟滞。

（5）其他症状：快速眼球运动睡眠（rapid eye movement sleep，
REM sleep）其睡眠行为障碍也是路易体痴呆常见的症状，表现为
在快速眼球运动睡眠期出现生动的梦境，可有复杂剧烈的肢体运
动，如踢腿、摆臂。其他临床表现还有反复跌倒、晕厥、自主神经
功能障碍等。

（二）治疗

目前无有效治愈路易体痴呆的药物，但可采用多种治疗模式
或多个药物靶点对症治疗，以期延缓病程进展。

（三）康复和预后

认知训练、物理治疗和有氧运动或有助于改善患者的记忆与
生活质量。患者发病后的生存年限较阿尔茨海默病患者显著减
少且抑郁共病率高。与具有相同认知分数的阿尔茨海默病患者
相比，锥体外系症状可导致路易体痴呆患者具有更严重的运动和
功能损害，因此会导致更为沉重的医疗护理及家庭负担。多数路
易体痴呆患者最终会死于营养不良、肺部感染等并发症。

二、额颞叶痴呆

目前"额颞叶痴呆"（frontotemporal dementia，FTD）这一名
称实际上概括了一组临床综合征，而不是一个单一的疾病实体概
念。其核心临床特征是额叶、岛叶皮层和颞叶前部的变性，以及
与之相对应的行为症状和语言障碍。

（一）临床表现

额颞叶痴呆发病年龄多在 45～65 岁之间，在 60 岁以下较阿尔茨海默病更常见。临床表现为起病隐匿、进行性加重的社会行为、人格改变，或以进行性的语言障碍为特征，而记忆、视空间症状相对不明显。

额叶功能障碍的软体征对额颞叶痴呆的诊断有支持作用，包括非自主抵抗、强握反射、模仿行为、利用行为、摸索反应、吸吮反射、Myerson 征（反复轻敲患者眉弓上缘可诱发眨眼不止）等。

（二）辅助检查

头颅 CT 和 MRI 检查对额颞叶痴呆的诊断有重要价值。体格检查可见锥体外系反应。

（三）诊断

根据患者起病隐匿、进行性加重的社会行为、人格改变，或进行性语言障碍，而记忆、视空间症状相对不明显，结合影像学额叶或额颞叶局限性叶性萎缩的特殊表现，并排除其他可能引起额颞叶认知功能障碍的因素后，可做出额颞叶痴呆的临床诊断。

（四）治疗

额颞叶痴呆无特殊的病因性治疗方法，主要是针对精神和行为症状给予对症治疗和护理。有激越、幻觉、妄想等精神症状者，可给予适当的抗精神病药。选择性 5-羟色胺再摄取抑制剂对减少贪食行为、重复行为可能会有帮助。目前研究人员正在研究美金刚在额颞叶痴呆治疗中的作用，而乙酰胆碱酯酶抑制剂应避免使用。

三、帕金森病认知障碍

帕金森病是仅次于阿尔茨海默病的神经变性病，主要发生于50岁以上的中老年人。我国65岁以上人群帕金森病患病率约为1.7%，且随着年龄的增长而增高。帕金森病常伴有多种非运动症状，包括自主神经功能紊乱（如便秘、出汗异常、直立性低血压、阳痿、排尿困难等）、精神和行为症状（如焦虑、抑郁、幻觉、妄想、冲动控制障碍等）、认知障碍、睡眠障碍（如嗜睡、失眠、夜间睡眠行为紊乱等）、感觉异常（如嗅觉减退、肢体麻木、疼痛）等，尤其中晚期患者非运动症状更加常见，甚至成为影响患者生活质量的主要因素。

认知障碍是帕金森病常见的非运动症状之一。

（一）临床特点

帕金森病认知障碍通常以执行功能障碍、注意缺陷及视空间功能障碍为首发症状，记忆衰退也是帕金森病认知障碍的常见症状。主要表现为学习能力减退和新信息的自由回忆困难，回忆中给予提示有助于患者准确回答，而再认相对保持良好。非痴呆帕金森病患者的视空间辨别能力、记忆和语言功能等已有受损，但早期认知障碍对日常生活无明显影响。与阿尔茨海默病引起的痴呆明显不同，非痴呆帕金森病主要表现为相对突出的视空间功能障碍和执行功能障碍，而记忆障碍较轻。当认知障碍进一步加重，引起日常生活能力减退，达到痴呆的诊断标准时，则称为帕金森病痴呆。

（二）治疗

帕金森病认知障碍应用乙酰胆碱酯酶抑制剂（多奈哌齐、卡巴拉汀及加兰他敏）可改善患者的认知功能，同时减轻患者的精神和行为症状。但是，乙酰胆碱酯酶抑制剂会加重帕金森病痴呆患者的锥体外系症状（主要是震颤）。美金刚治疗帕金森病痴呆可显著提高患者的记忆力、执行功能、日常生活能力，改善情绪障碍，且不影响帕金森病的运动症状。

四、其他神经认知障碍

以下疾病均可引起神经认知障碍：①继发性或原发性脑部肿瘤、硬膜下血肿、缓慢进展的或正常压力的脑积水等。②慢性感染性疾病，如神经梅毒、隐球菌感染、朊病毒病等。③内分泌代谢疾病，如硫胺素、烟酸缺乏，甲状腺功能减退、高钙血症和低血糖等。

神经梅毒以神经麻痹、进行性痴呆及人格障碍为特点。神经梅毒的晚期表现系中枢神经系统器质性损害导致。其起病隐匿，缓慢发展，病前 5～20 年内有冶游史。

朊病毒病是一组由朊病毒异常引起的传染性、致死性神经变性病。

第四节 痴呆患者的照护及
对照护者的心理干预

我国痴呆患者多以居家照料为主。我国痴呆患者的照护存在照护者心理、经济负担重，素质差异大，供需缺口大等问题。

痴呆患者的家庭照护者（以配偶、子女为主）普遍存在心理负担重的问题，容易出现紧张、恐惧、自责、悲伤、受挫感和自卑等负性情绪。这些负性情绪和繁多的照护事物使照护者无法出去社交，导致社会隔离感出现。所以，痴呆患者需要专业照护，以帮助患者及其家属维持良好情绪。

照护痴呆患者还需要一些基本的知识和技能，这些要由熟悉疾病的专业团队来指导。照护团队包括医师、护士、护理员、社工、专业治疗师等，可为患者及其家庭照护者提供全面而又个性化的服务。以人为本的照护不仅要关注患者的基本生活需要，还要体现痴呆患者的价值感、人格尊严及其个性，在患者的生理需求、情感需求和心理需求之间寻求平衡，通过满足患者的依恋、舒适、成就、被尊重等情感需求来实现优质照料。

一、专业照护团队运作的方法

（1）对痴呆患者全面评估。

（2）依据患者的病情和需要，制订相应的照护计划。

（3）照护计划制订并实施后要及时评价效果。按患者的基本生活能力、行为的变化调整应对策略，保证照护计划的有效性和个性化。

（4）照护团队人员配置合理。

（5）适宜的生活环境（包括居家环境或照护机构环境、人文环境等），确保患者的安全、舒适，且尽可能支持其独立。

（6）养老院或者社区服务人员需要充分了解患者的家庭组成，与家庭成员建立伙伴关系，便于制订和实施照护计划，提高照护质量。

二、照护内容

（一）基本生活

基本生活照护即基础照护，主要涉及照护患者的日常基本生活，包括患者的饮食、卫生、上厕所、穿衣、行走和上下楼梯等。对晚期痴呆患者的基础照护尤为重要，需要 24 h 陪伴。防跌倒、压疮、烫伤等照护安全也非常重要。

（二）认知功能和生活技能

照护过程中同时要对痴呆患者进行认知功能和生活技能的训练，如缅怀活动、记忆训练活动、感官刺激活动、音乐刺激活动、体育活动等，这样能提高患者的认知功能和生活技能。

（三）对照护者的心理干预

1. 照护知识宣讲

主要的宣讲内容包括疾病知识（如诊断、预后、治疗和支持性照护）、对待患者的态度以及照护者角色的变化、如何避免与患者争论等。照护者需要的教育内容取决于他们在照护情境中的角色，他们处理复杂情境的能力，以及他们的兴趣。

2. 面对问题时的应对技巧

痴呆患者会出现许多无法预知的情况，使照护者难以应对。通过详细的面对面指导可使照护者了解如何解决问题，并明白出现问题有人支持就能有效地解决问题。

3. 告知如何获取资源

告知照护者从何处获取资源，使他们在家庭或其他地方能找到合作者，在需要的时候，有必要建议他们参加照护者支持团体。

4. 制订长期计划

鼓励照护者在财务、生活帮助以及晚期痴呆照护等方面制订长期计划，或参与专业机构的计划。

5. 情感支持

鼓励照护者注意自己身体健康和精神健康的需要，为他们在解决家庭冲突中提供帮助，并安排咨询和精神健康或身体健康评估，以及在适当的时候给予情感支持让他们宣泄不良情绪，表达挫折感。照护者联谊会为照护者分享照护体验提供了一个可靠的平台，参加此类联谊会能为照护者提供良好的情感支持。

6. 短期休息

当照护者已经明显表现出要被压垮了的状态时，应尽可能鼓励并强烈建议其短期休息。

第四章　老年期抑郁障碍

一、概述

抑郁障碍是指由各种原因引起的以显著而持久的心境低落为主要临床特征的一类心境障碍,伴有不同程度的认知和行为改变,部分患者存在自伤、自杀行为,甚至因此死亡。抑郁障碍是老年人最常见的精神障碍。广义的老年期抑郁障碍指老年人(通常是≥60岁)这一特定人群的抑郁障碍,既包括老年期首次发作的抑郁障碍,也包括老年期前发病持续到老年期或老年期复发的抑郁障碍,还包括老年期的各种继发性抑郁障碍。狭义的老年期抑郁障碍特指老年期(>60岁)首次发病的原发性抑郁障碍,以抑郁心境为主要的临床表现,一般病程较长,具有缓解和复发的倾向,部分病例预后不良,可发展为难治性抑郁障碍。

二、流行病学

(一)国际抑郁障碍流行病学

由于疾病定义、诊断标准、流行病学调查方法和调查工具不同,全球不同国家和地区所报道的抑郁障碍患病率差异较大。世界卫生组织2012年统计数据显示,全球约有3.5亿抑郁障碍患者，在 17 个国家进行的精神卫生与心理健康调查中发现，平均每 20 人就有 1 人曾患或目前患有抑郁障碍，抑郁障碍的年患病率为 1.5%，终身患病率为 3.1%。

（二）我国抑郁障碍流行病学

2013 年的 Meta 分析资料显示，中国大陆抑郁障碍的患病率为 1.6%，年患病率为 2.3%，终身患病率为 3.3%。北京大学国家发展研究院 2013 年调查研究报告显示，中国有 40%（约 7400 万）的老年人有程度较高的抑郁症状，与男性老年人相比，女性老年人的心理健康状况更为糟糕，具有程度较高抑郁症状的比例高达 47.6%。

三、病因、病理及发病机制

（1）抑郁障碍患者存在多种神经递质水平或相关神经通路的功能异常。比较公认的是单胺假说，大脑中有 3 个主要的神经递质系统，即去甲肾上腺素（norepinephrine，NE 或 noradrenalin，NA）能神经递质系统、多巴胺（dopamine，DA）能神经递质系统和 5-羟色胺能神经递质系统，它们在抑郁障碍的发病中扮演重要角色。

（2）抑郁障碍还可能与神经内分泌功能异常有关。①下丘脑 – 垂体 – 肾上腺轴（hypothalamic-pituitary-adrenal axis，HPA）的功能异常。②下丘脑 – 垂体 – 甲状腺轴（hypothalamic-pituitary-thyroid axis，HPT）的功能异常。③下丘脑 – 垂体 – 生长激素轴（hypothalamic-pituitary-growth hormone axis，HPGH）的功能异常。④其他激素分泌的改变，如生长激素（growth hormone，GH）、催

乳素（prolactin，PRL）、褪黑素（melatonin，MEL）等。

（3）抑郁障碍可能与免疫功能异常、睡眠与脑电生理异常、脑影像学异常等有关，目前研究结论尚不明确。

（4）遗传学研究。多方面的遗传学研究显示，抑郁障碍的发生与个体的遗传因素密切相关。迄今为止的研究得出一个较为肯定的结论，在抑郁障碍的发病过程中，遗传因素具有关键作用，但遗传学影响的作用方式十分复杂，只用遗传学一种因素解释抑郁障碍的发生仍需谨慎。

（5）心理社会因素。采用单一遗传因素显然无法全面地解释抑郁障碍的病因。一般认为，遗传因素可能导致了一种易感素质的产生，例如某种神经递质系统或其他生理功能的不稳定。

四、临床特征

老年期抑郁障碍的临床特点：①有阳性家族史者较少，神经病变及躯体疾病所占比重大，躯体主诉或不适多，疑病症状较多。②体重变化、早醒、性欲减退、精力缺乏等因年龄因素而变得不突出。③部分老年期抑郁障碍患者会以易激惹、攻击、敌意为主要表现。④情感脆弱，情绪波动大，往往不能很好地表达忧伤的情绪。⑤自杀观念的表露常不清楚，如患者可能会说"让我死吧"，却否认自己有自杀的念头。概括来说，老年期抑郁障碍的临床表现往往不太典型，相对于老年期前发病的抑郁障碍，下列症状在其临床表现中显得较为突出。

（一）焦虑、抑郁和激越

老年期抑郁障碍患者对忧伤情绪往往不能很好地表达，多用

"没意思""心里难受"来表示,常伴有明显的焦虑症状,有时焦虑症状可完全掩盖抑郁症状。激越伴有严重运动性不安的焦虑,如终日担心自己和家庭将遭遇不幸,以致搓手顿足、坐立不安、惶惶不可终日;夜间失眠,或反复追念以往不愉快的事,责备自己做错了事,导致家庭和其他人的不幸,对不起亲人;对环境中的一切事物均无兴趣;轻者喋喋不休诉说其"悲惨境遇",严重者撕衣服、扯头发、满地翻滚。

（二）认知功能损害

老年期抑郁障碍患者可表现为各种不同类型的认知功能损害,严重时与痴呆相似,患者对自己智能降低表现出特征性的淡漠,但常有较好的定向力,且无病理反射。需要提出的是,认知功能障碍是老年期抑郁障碍常见的症状。

（三）精神运动性迟滞

通常是以随意运动缺乏和缓慢为特点,它影响肢体功能,且伴有面部表情减少、语言阻滞等。思考问题困难,对提问常不立即回答,经反复询问后才以简短低弱的言语答复。思维内容贫乏,大部分时间处于缄默状态。行动迟缓,重则双目凝视、情感淡漠,呈无欲状,对外界动向无动于衷。抑郁行为阻滞与心理过程缓慢相一致。

（四）躯体症状

许多老年人会否认抑郁症状的存在而表现为各种躯体症状,因而其情绪症状很容易被家人忽视,直到被发现有自杀未遂或行为时才到精神科就诊。有人把这种躯体症状所掩盖的抑郁障碍称为"隐匿性抑郁症"。这些躯体症状主要表现为自主神经功能障碍或有关内脏功能障碍。其中，以找不到器质性背景的头痛及其他部位的疼痛最为常见，周身乏力和睡眠障碍也是常见症状。临床上遇到反复主诉躯体不适而查不出阳性体征的患者应考虑隐匿性抑郁症的可能。

（五）疑病症状

有研究报道在 60 岁以上的老年期抑郁障碍患者中，大约 1/3 的患者以疑病为抑郁障碍的首发症状，因此有学者提出"疑病性抑郁症"的术语。疑病内容常涉及消化系统，便秘、胃肠不适是这类患者最常见也是较早出现的症状之一。

（六）妄想

老年期抑郁障碍患者伴发妄想症状的也较多。在妄想症状中，尤以疑病及虚无妄想最为常见，其次为被害妄想、关系妄想、贫穷妄想、罪恶妄想等。

（七）自杀倾向

老年期抑郁障碍患者自杀的危险比其他年龄组的患者大得多。有报道称 55% 老年期抑郁障碍患者在抑郁状态下自杀。自杀往往发生在伴有躯体疾病的情况下，且成功率高。

五、诊断与鉴别诊断

（一）诊断标准

老年期抑郁障碍的诊断应结合病史、病程特点、临床症状、体格检查和辅助检查等综合考虑，典型的病例诊断并不困难。

（二）鉴别诊断

1. 躯体疾病相关抑郁

不少躯体疾病可伴发或导致抑郁，需对患者进行完善的病史追问，并进行详细的躯体、神经系统检查，辅以常规的血、尿化验等。

2. 神经系统疾病

易导致抑郁的神经系统疾病包括帕金森病、癫痫、脑血管病和肿瘤等。

3. 痴呆抑郁症

尤其是发生于老年期的抑郁症可伴随明显的认知功能损害，类似于痴呆，有人称为假性痴呆（pseudodementia）。

4. 其他精神障碍

许多精神障碍都伴有抑郁症状，在鉴别诊断中应予以考虑，主要根据各自的诊断标准，并按照现有症状、病史和病程特点进行归类。

六、治疗

老年期抑郁障碍的治疗较为复杂。药物动力学研究表明，老年人胃肠道血流减少，虽然不影响脂溶性药物的吸收，但会造成多数药物的达峰时间推后，半衰期延长。由于老年人脂肪含量增加，药物分布容积会增大。肝、肾功能减退会导致排泄能力下降，肝功能下降会导致合成血浆蛋白减少而使血浆游离药物浓度增加。此外，因老年人中枢神经系统对药物更加敏感，药效会改变，不良反应也会明显增加。由于老年人常伴有躯体疾病而服用药物，其服用抗抑郁药时，各种药物之间会发生相互作用，这个问题也应予以重视。

（一）治疗目标

老年期抑郁障碍的治疗要达到 3 个目标：①提高临床治愈率，最大限度地减少病残率和自杀率，减少复发风险。②提高患者生存质量，恢复患者社会功能，达到病情稳定或真正意义上的痊愈，而不仅是症状的消失。③预防复发。药物虽非病因治疗，却可以减少复发风险，尤其对于既往有发作史、家族史、女性、产后、伴慢性躯体疾病、缺乏社会支持和物质依赖等高危人群的治疗有显著效果。

（二）治疗原则

1. 全病程治疗原则

老年期抑郁障碍复发率为 50%～85%，其中 50% 的患者在疾病发生后 2 年内复发。为改善这种高复发率疾病的预后，防止复发，目前倡导全病程治疗。全病程治疗分为急性期治疗、巩固期治疗和维持期治疗。

2. 个性化合理用药原则

根据临床因素对抗抑郁药进行个性化选择。如考虑药物疗效或不良反应的性别差异选择药物种类；考虑不同年龄患者的代谢差异调整药物剂量；对于有自杀观念的患者避免一次处方大量药物，以防意外发生；考虑患者既往用药史，优先选择过去药物疗效满意的种类。

3. 量化评估原则

治疗前应对诊断、症状及其特点、治疗、影响治疗的躯体状况，以及患者的主观感受、社会功能、生活质量和药物经济负担等进行充分评估；治疗过程中应定期应用辅助检查及精神科量表（自评量表和他评量表）进行疗效及耐受性、安全性方面的量化评估。

4. 抗抑郁药单一使用原则

抗抑郁药通常尽可能单一使用，对难治性病例可以联合用药以增加疗效；伴有精神病性症状的抑郁障碍，应该采用抗抑郁药和抗精神病药合用的药物治疗方案。

5. 药物剂量调整原则

结合患者耐受性评估情况，选择适宜的起始剂量，根据药物动力学特点选择适宜的药物滴速，通常在 1~2 周内达到有效剂量。如果服用抗抑郁药 2 周后没有明显改善（抑郁症状评定量表减分率 <20%），且药物剂量有上调空间，可以结合患者耐受性评估情况增加药物剂量；对表现出一定疗效的患者（抑郁症状评定量表减分率 ≥20%），可以考虑维持相同剂量的抗抑郁药治疗至 4 周，再根据疗效和耐受性决定是否进行剂量调整。

6. 换药原则

对于依从性好的患者，如果抗抑郁药的剂量达到个体能够耐受的最大有效剂量或足量（药物剂量上限）至少 4 周仍无明显疗效，即可确定药物无效并考虑换药。换药并不局限在不同种类之间，也可以在相同种类间进行，但是如果已经使用 2 种同类的抗抑郁药无效，建议换用不同种类的药物治疗。

7. 停药原则

对再次发作风险很低的患者，维持期治疗结束后可在数周内逐渐停药，如果存在残留症状，最好不停药。应强调患者在停药前需征求医师的意见。在停止治疗后 2 个月内复发危险最高，应在停药期坚持随访，仔细观察停药反应或复发迹象，必要时可快速回到原有药物的有效治疗剂量维持治疗。

8. 联盟治疗原则

由于目前对老年期抑郁障碍诊断的客观指标相对不足，临床诊断的确立在很大程度上依赖完整真实的病史和全面有效的精神检查，而彼此信任、支持性的医患联盟关系有助于患者进入治疗状态并在治疗过程中积极配合。

9. 治疗共病原则

积极治疗与抑郁发作共病的焦虑障碍、躯体疾病与物质依赖等。

(三)治疗策略

1. 伴有明显激越的老年期抑郁障碍

伴有明显激越和焦虑的老年期抑郁障碍患者往往病情较为严重，有较高的自杀风险，药物治疗起效也较慢，且疗效不佳。治疗中可选用镇静作用相对较强的抗抑郁药，也可选用抗焦虑效果较好的药物。在治疗早期，由于抗抑郁药起效较慢，可考虑合用苯二氮䓬类药（如劳拉西泮或氯硝西泮）。当激越和焦虑症状缓解后可逐渐停用苯二氮䓬类药，继续使用抗抑郁药治疗，以避免出现药物依赖。

2. 伴有强迫症状的老年期抑郁障碍

临床研究发现，伴有强迫症状的老年期抑郁障碍患者预后较差。药物治疗可使用选择性 5-羟色胺再摄取抑制剂（如氟伏沙明和舍曲林），以及三环类抗抑郁药（tricyclic antidepressant,

TCA）氯米帕明。

3. 伴有精神病性症状的老年期抑郁障碍

部分老年期抑郁障碍患者可伴有幻觉、妄想或木僵等精神病性症状，针对该型抑郁障碍在使用抗抑郁药的同时，可选择合用第二代新型抗精神病药，剂量可根据精神病性症状的严重程度适当调整；当精神病性症状消失后，继续治疗1～2个月，若症状未再出现，可考虑减少抗精神病药的剂量，直至停药。减药速度不宜过快，避免出现撤药综合征。

4. 伴有躯体疾病的老年期抑郁障碍

伴有躯体疾病的老年期抑郁障碍，其抑郁症状可为脑部疾病的症状之一，如脑卒中，尤其是左额叶、额颞叶的卒中；抑郁症状也可能是躯体疾病的一种心因性反应，或者是躯体疾病及其治疗诱发的。躯体疾病与抑郁症状同时存在时会相互影响。

（四）抗抑郁药的种类及其不良反应

1. 抗抑郁药的种类

治疗老年期抑郁障碍首选选择性5-羟色胺再摄取抑制剂，如舍曲林、西酞普兰、艾司西酞普兰等，除了抗抑郁疗效肯定，不良反应少，其最大的优点在于抗胆碱能及心血管系统不良反应轻微，老年患者易耐受，可长期维持治疗。选择性5-羟色胺和去甲肾上腺素再摄取抑制剂（serotonin and noradrenaline reuptake inhibitor, SNRI）也可用于老年期抑郁障碍的治疗，代表药物为度洛西汀、文拉法辛，其不足之处在于高剂量使用时可引起血压升高，因此在使用时需逐渐增加剂量，并注意监测血压改变。去甲肾上腺素和特异性5-羟色胺能抗抑郁药（NaSSA）米氮平能显著改善患者的睡眠质量，适用于伴有失眠、焦虑症状的老年期抑郁障碍患者。应慎用三环类抗抑郁药,此类药物有明显的抗胆碱能作用及对心脏的毒性作用,且与其他药物相互作用较多,不良反应也较为严重。

目前对于老年患者联合用药的相关证据尚不充分。可结合个体情况慎重选用,对难治性的老年期抑郁障碍患者可优先考虑联合用药。应同时监测肝功能、肾功能以及血糖、血脂等指标,同时注意药物间的相互作用。老年患者的起始剂量一般低于相对年轻的成人患者的起始剂量,并要缓慢加量,密切观察其对药物的耐受程度。

2. 抗抑郁药的不良反应及处理

(1)常见的不良反应及处理。药物不良反应会影响患者的耐受性和依从性,在临床使用中要注意观察并及时处理。不同抗抑郁药的不良反应不同,大部分新型抗抑郁药的总体耐受性要优于三环类抗抑郁药,治疗中断率更低,安全性更好。

选择性 5-羟色胺再摄取抑制剂最常见的不良反应是胃肠道反应(恶心、呕吐和腹泻)、激越/坐立不安(加重坐立不安、激越和睡眠障碍)、性功能障碍(勃起或射精困难、性欲丧失和性冷淡)和神经系统不良反应(偏头痛和紧张性头疼),还会增加跌倒的风险,某些患者长期服用还可能导致体重增加。

SNRI 的常见不良反应与选择性 5-羟色胺再摄取抑制剂类似,如恶心、呕吐、性功能障碍和激越。SNRI 还有一些与去甲肾上腺素活动相关的不良反应,如血压升高、心率加快、口干、多汗和便秘。

米氮平治疗中断率与选择性 5-羟色胺再摄取抑制剂相当。米氮平常见的不良反应包括口干、镇静和体重增加,因此较适合伴有失眠和体重下降的患者,但有可能升高某些患者的血脂水平。

安非他酮由于没有直接的5-羟色胺能系统作用，所以很少引起性功能障碍；神经系统的不良反应有头疼、震颤和惊厥，应避免使用过高的剂量以防止诱发癫痫发作，一般不用于伴有精神病性症状的老年期抑郁障碍患者。其他常见的不良反应还有激越、失眠、胃肠不适。

阿戈美拉汀常见的不良反应有头晕、视物模糊、感觉异常，整体耐受性与选择性5-羟色胺再摄取抑制剂、SNRI相当，因为有潜在肝功能损害的风险，所以开始治疗和增加剂量时需要常规监测肝功能。

曲唑酮最常见的不良反应是镇静，此不良反应比其他新型抗抑郁药更明显。心血管系统不良反应和性功能障碍也较常见。

三环类抗抑郁药最常见的不良反应涉及抗胆碱能（口干、便秘、视物模糊和排尿困难）、心血管系统（直立性低血压、缓慢性心律失常和心动过速）、抗组胺能（镇静、体重增加）和神经系统（肌阵挛、癫痫和谵妄）。较严重心血管病、闭角性青光眼、前列腺肥大、认知功能损害、癫痫和谵妄的患者不应使用三环类抗抑郁药。

（2）5-羟色胺综合征（5-hydroxytrypta-mine syndrome，5-HTS或 serotonin syndrome，SS），也可简称为5-HT综合征。临床表现有恶心、呕吐、腹痛、颜面潮红、多汗、心动过速、激越、震颤、腱反射亢进、肌张力增高等，病情进展可出现高热、呼吸困难、抽搐、酸中毒性横纹肌溶解，继发球蛋白尿、肾衰竭、休克和死亡。它是一种严重的不良反应，应及时确诊、停药并进行内科紧急处理。

（3）撤药综合征。抗抑郁药的撤药综合征出现在大约20%的患者中，在服用一段时间的抗抑郁药后停药或减药时发生。几乎所有种类的抗抑郁药都有可能发生撤药综合征。撤药综合征的发生与使用药物时间较长、药物半衰期较短有关。

（4）自杀。目前尚无法证实在年轻人或老年人中使用抗抑郁药与自杀发生有关。但是，在用药的最初 2 ~ 4 周需要评估患者自杀风险，此时药物的不良反应与症状的叠加作用可能导致自杀风险增高。对自杀的评估应该贯穿于整个治疗过程中。

（五）心理治疗

心理治疗能改善老年期抑郁障碍患者的无助感、无力感、自尊心低下和负性认知，常用的方法包括支持性心理治疗、认知行为治疗、人际心理治疗以及精神动力治疗、婚姻家庭治疗。

（六）物理治疗

1. 电休克治疗（electic convulsive therapy，ECT）

电休克治疗适用于老年期抑郁障碍中自杀倾向明显者、严重激越者、拒食者、抗抑郁药无效者，以及无严重的心脑血管疾病者，也适用于老年期抑郁障碍的维持治疗。

2. 重复经颅磁刺激治疗（repeated transcranial magnetic stimulation，rTMS）

重复经颅磁刺激治疗是抑郁障碍非药物治疗的重要手段之一，因其无创性而得到逐步推广。重复经颅磁刺激治疗的抗抑郁机制可能是通过影响深部脑组织（如基底核、纹状体、海马、丘脑和边缘叶等）的局部大脑皮质兴奋性和血流活动，引起脑内神经递质、细胞因子及神经营养因子的改变而发挥作用。

3. 迷走神经刺激（vagus nerve stimulation，VNS）

20 世纪 80—90 年代，迷走神经刺激因其可能有的抗癫痫作用而在动物实验中发展起来；在大约15年前被应用于癫痫治疗，作为难治性癫痫发作的常规治疗。迷走神经在解剖上同大脑中产生和控制情绪的区域存在联系，同时，临床上观察到接受迷走神经刺激治疗的癫痫患者出现情绪改变，因此迷走神经刺激逐步被应用于抑郁障碍的治疗。迷走神经刺激存在一定的不良反应，包括声音改变、咳嗽、吞咽困难、感觉异常和咽炎等，这些情况随着治疗持续可能逐渐改善。基于迷走神经刺激治疗的有效性和安全性数据，迷走神经刺激治疗被美国食品药品监督管理局（Food and Drug Administration，FDA）批准为抑郁障碍的辅助治疗手段。

4. 深部脑刺激（deep brain stimulation，DBS）

深部脑刺激是指将脉冲发生器植入脑内，通过释放弱电脉冲刺激脑内相关核团，改善抑郁症状。目前深部脑刺激抗抑郁的确切机制尚不清楚。深部脑刺激通常被用来治疗难治性抑郁症，有效率为40%～70%。对于多种药物治疗、心理治疗和电休克治疗效果均较差的慢性抑郁障碍患者，深部脑刺激可使1/3患者的症状得以缓解。虽然深部脑刺激给难治性抑郁障碍患者带来希望，但目前尚处于试验性治疗阶段。此外，深部脑刺激涉及侵入性脑外科手术，可能存在不良反应和并发症等问题，如感染、出血、围手术期头痛、癫痫等。

（七）其他治疗方法

1. 光照治疗

对于季节性抑郁障碍患者，光照治疗具有明显的抗抑郁效果，并且可以增强抗抑郁药的治疗作用；对于非季节性抑郁障碍患者，需要更深入的研究来确定光照治疗的效果。

2. 完全或部分睡眠剥夺（觉醒疗法）

完全睡眠剥夺是一种非药物治疗手段，通过让抑郁障碍患者整夜不眠并持续到次日，能够对 60% 的抑郁障碍患者产生迅速的抗抑郁作用。

另外，运动、针灸、中药治疗（如服用逍遥散、解郁丸）等也可以作为抑郁障碍的辅助治疗方法，具有一定的临床疗效。

七、康复的主要内容和具体措施

（一）心理健康教育

部分人群对老年期抑郁障碍患者持负性态度，这种态度不仅加重了患者的病情，也影响了患者的心理健康，使其产生自卑感、病耻感等心理问题。针对上述因患病造成的心理压力，可以进行的康复治疗措施包括：

（1）向老年期抑郁障碍患者和家属讲解疾病相关知识，以协助其更有效地应对疾病。

（2）消除病耻感，将老年期抑郁障碍与其他内科疾病做类比。

（3）心理支持。

（二）个人生活自理能力的康复

很多老年期抑郁障碍患者由于动力缺乏、兴趣下降等症状会出现基本生活不能自理的情况，因此医师需对患者的始动性进行评估，然后采取以行为矫正和心理支持为主的治疗方式，鼓励患者尽量自主完成包括起床、洗漱、穿衣、整理房间、进餐、服药、接受治疗、参加娱乐活动及按时作息等在内的日常活动，并可使用适当的奖励措施强化患者的自主性。

（三）疾病的自我管理

疾病的自我管理包括药物自我管理和症状自我管理。

（1）药物自我管理：向患者介绍抗抑郁药、抗精神病药的有关知识，让患者了解药物对他们的帮助；帮助患者正确使用药物和了解药物的疗效；帮助患者了解什么是药物不良反应，以及用什么方法来应对不良反应，并鼓励患者记录身体与精神上不适的具体发生时间和服药时间之间的关系；鼓励患者和医师商讨有关药物治疗的问题，并学会如何与医师进行交流；与患者讨论如何保存药物、如何保证按时按量服药等。

（2）症状自我管理：教会患者识别自身所存在的精神症状及处理方法；教会患者识别复发的先兆症状，并及时向医师报告；训练患者克服持续存在的精神症状，以及保持病情稳定；帮助患者找出导致疾病复发的原因并加以克服。

（四）社交技能和社会角色适应的培训

由于疾病原因，老年期抑郁障碍患者对社交生活兴趣丧失，或者因社会偏见而不敢与人接近，可出现社交技能的缺损，因此需要社交技能的训练。社交技能训练是指运用示范、角色扮演、强化训练、资源管理、解决问题和家庭作业练习等一系列方法，帮助患者处理社会角色功能的缺损问题，使患者通过学习和训练在人际关系、家庭关系、适应社会生活等方面得到改善，促进其心理社会功能的康复。它既能针对患者个体，也能在集体中实行。

（五）艺术治疗

艺术治疗是以艺术活动为中介的一种非言语性心理治疗。

通过艺术活动让患者产生自由联想来稳定和调节情感，消除负性情绪，为精神疾病的康复服务。艺术治疗包括美术治疗、音乐治疗、舞蹈治疗、陶艺治疗、心理剧治疗等多种治疗形式。

（六）认知功能障碍的治疗

老年期抑郁障碍患者的认知功能障碍主要包括心理认知障碍和认知过程障碍。主要治疗方式包括认知治疗、药物治疗和其他非药物干预治疗。

八、老年期抑郁障碍的预防

（一）精神卫生的健康教育

抑郁障碍是一种常见的精神障碍，但社会调查表明，我国社会人群对老年期抑郁障碍的基本防治知识了解甚少，这也使得人群中老年期抑郁障碍患者的未治率居高不下，因此，广泛宣传和普及老年期抑郁障碍的防治知识是一个极为关键的常规任务。同时应根据不同的对象，采取不同的宣传内容和策略。

（二）患者及家庭的预防措施

（1）维持足够长时间的药物治疗：这是预防复发的重要措施之一，患者及家属要充分认识到全病程治疗的重要性并坚持治疗。

（2）识别复发的预警症状：家属要有识别复发早期症状的能力，同时患者要进行自我管理、自我保健，及时就诊和调整药物治疗方案。

（3）正确处理社会心理应激因素：教会患者简单的应对不良

事件的技巧，如有持续的、严重的心理社会应激，可配合心理咨询或心理治疗。

（4）保持良好的生活习惯。

（5）保持良好的社会角色。

（6）保持和睦的家庭关系。

（三）老年期抑郁障碍的自杀和危机干预

自杀已成为近年来全世界精神卫生研究领域的重要课题之一。老年期抑郁障碍是与自杀关系最为密切的精神疾病，自杀是老年期抑郁障碍最严重的后果，15%～20%的老年期抑郁障碍患者死于自杀。自杀的危机干预过程主要包括：

（1）自杀风险评估：通过会谈和使用自杀危险性量表，如贝克绝望量表（Beck Hopelessness Scale，BHS）、自杀风险评估量表（Nurses' Global Assessment of Suicide Risk，NGASR）等，评估患者的自杀危险性，以及他杀、冲动攻击行为等发生的可能性，如果患者已有详细的自杀计划或已准备实施，应密切监护或住院治疗。

（2）确立问题的性质：通过倾听等核心技术，从患者角度确定和理解其烦恼的问题，帮助其宣泄所压抑的情感。

（3）保证患者安全：将生理和心理危险性尽可能降到最低。

（4）强有力的支持：以积极的方式接纳患者所有的经历与感受，不评价其是否值得赞扬或批评，同时指导患者进行松弛训练。

（5）采用变通的应对方式：启发患者认识和理解危机发展的过程及其与诱因的关系，教会其解决问题的技巧和应对方式，以及从多种不同途径思考变通的方式，建立新的社会支持系统。

（6）制订遏止危机的计划：应根据患者的应对能力与患者合作制订计划，切实可行并系统地帮助患者解决问题。

（7）获得患者的承诺：在结束危机干预前，应该从患者处得到直接和明白的承诺。

（8）强化患者新习得的应对技巧及问题解决方法。

第五章　老年期焦虑障碍

一、概述

焦虑是一种内心紧张不安，预感到似乎将要发生某种不利情况而又难以应付的不愉快的情绪体验。但焦虑并不都是有临床意义的病理情绪。病理性焦虑（pathological anxiety）是指持续的无具体原因的紧张不安，或无现实依据地预感到灾难、威胁或大祸临头，并伴有明显的自主神经功能紊乱及运动性不安，常常伴随主观痛苦感或社会功能受损。

焦虑障碍（anxiety disorder）是以焦虑综合征为主要临床表现的一组精神障碍。焦虑综合征表现为精神症状和躯体症状。精神症状是指一种提心吊胆、恐惧和忧虑的内心体验，伴有紧张不安；躯体症状是在精神症状基础上伴发的自主神经系统功能亢进症状，如心悸、胸闷、气短、口干、出汗、肌紧张性震颤、颤抖、颜面潮红或苍白等。遗传因素、个性心理特征及心理社会因素在焦虑障碍的发病中有重要作用。

焦虑障碍概念的分类在各分类系统中不尽相同。在《中国精神障碍分类与诊断标准》第 3 版（CCMD-3）中，焦虑障碍包括惊恐障碍和广泛性焦虑障碍。在国际疾病分类第 10 次修订（ICD-10）中，焦虑障碍被分为两大类：一类是恐惧性焦虑障碍，包括广场恐惧、社交恐惧、特定的（孤立的）恐惧；另一类是其他焦虑障碍，包括惊恐障碍、广泛性焦虑障碍、混合性焦虑和抑郁障碍等。

老年期身体机能的下降、躯体疾病的困扰、退休后生活状态的改变、独居、亲友生病或离世等负性生活事件都会增加老年人的失落和无助感，从而使他们产生焦虑情绪。

二、流行病学

过去认为老年人焦虑较年轻人少见，但目前许多研究表明，二者的患病率相似。流行病学资料显示，老年群体中广泛性焦虑障碍的患病率为 0.7% ~ 7.3%，大部分病例在 65 岁以前发病；恐惧性焦虑障碍的患病率为 10%，其中广场恐惧最常见，其次为单纯性恐惧（2.1%）和社交恐惧（1.3%），绝大多数女性恐惧障碍发病较晚；强迫障碍和惊恐障碍多在青壮年发病，可迁延至老年，老年期首发病例提示可能存在器质性病变。

三、临床特点

老年期躯体状况的改变和心理压力常常成为焦虑障碍的诱因，如在患某一躯体疾病后对躯体的关注加强，就像扣动了"扳机"一样诱发了焦虑；退休后生活状态的改变、亲友生病或离世，都会增加老年人的失落和无助感，使他们产生焦虑情绪。

老年期焦虑障碍由于老年人的衰老而较难识别。衰老导致的功能性缺陷（视力差及夜行困难），社会活动减少导致的"正常"回避，以及常常与有类似症状的躯体疾病共病等都会使焦虑障碍症状多样化、复杂化。有资料显示，老年期焦虑障碍患者 7

年死亡风险增加了87%，其原因可能是焦虑障碍症状和心理社会因素导致自主神经敏感性增加，如应激相关的心血管功能障碍或自杀。

老年期广泛性焦虑障碍包括两种情况，一种是青少年时期患有该病迁延至老年，另一种是老年期初发的广泛性焦虑障碍。前者具有一般性广泛性焦虑障碍的特点，后者除具该病的一般特点之外，疾病的发生、发展、转归与患者的躯体情况、家庭经济情况、人际关系及性格特点有关。老年期广泛性焦虑障碍多数起病缓慢，病程可迁延数年，有1/3的患者病程在半年至2年之间，2/3的患者病程在2年以上；41%~59%的患者痊愈或好转，少数患者预后欠佳；女性、病程短而病前性格良好者预后较好，伴躯体疾病、社会关系不良、经济窘迫者则预后不良，须注意患者的自杀行为。

惊恐障碍发作症状在老年期并不突出，但部分老年患者对躯体症状或疾病有过分关注和疑病的倾向，因此惊恐障碍发作时躯体不适的主诉较多，并可能自行对症状做出解释。随着首发年龄增长，惊恐障碍发作的次数和严重程度会有下降的趋势，但发作期间的预期性焦虑、恐惧性回避以及继发抑郁症状则较多见，严重的患者可能有自杀倾向。

与其他年龄组人群一样，在老年群体中焦虑和抑郁的共病很常见。有研究显示，在老年人中60%的广泛性焦虑障碍患者伴有严重的抑郁症状，17%伴有轻中度抑郁症状；近40%的恐惧障碍患者伴有抑郁症状。社区研究资料显示，32%的老年期广泛性焦虑障碍患者有恐惧障碍；老年期广泛性焦虑障碍与酒精依赖的共病率约为6%。另外，在痴呆患者中焦虑症状也很常见。

焦虑障碍与躯体疾病共病率老年人明显较年轻人高。在医疗机构就诊的广泛性焦虑障碍患者中, 12 个月内发生脑卒中的风险在 3%~30% 之间。大约 5% 的帕金森病患者共病广泛性焦虑障碍。在冠心病患者中, 惊恐障碍的共病率为 6.5%~53%; 在住院冠心病、急性心肌梗死患者中, 69% 合并各种焦虑症状; 冠心病和高血压患者中焦虑障碍发生率分别为 45.8% 和 47.2%。

四、治疗与预防

健康教育、心理支持治疗、认知行为治疗等可以帮助老年期焦虑障碍患者减轻精神负担、提高治疗的信心和增强对治疗的依从性。不过需要注意的是, 认知行为治疗对年轻人疗效肯定, 但对老年人则效果不太明显, 医师应积极寻求适合老年人的认知行为治疗方法。行为治疗的放松训练和生物反馈可以让患者学习调节身体肌肉紧张状态及自主神经功能, 对伴有诸多躯体症状的老年患者较为适用。

药物治疗对老年期焦虑障碍患者是有效的, 也是必要的。但是, 老年人的药物动力学特点不同于年轻人, 这体现在药物的吸收、分布、代谢速率、清除排泄各个环节, 同时年龄的增长以及外周和中枢神经生物学的改变可能影响常规剂量的疗效和不良反应。因此, 老年期焦虑障碍的药物治疗应注意根据药理特性和代谢特点合理选药, 从小剂量开始并缓慢加量, 重视不良反应, 把握治疗时限。

第六章　其他老年期精神与心理问题

一、酒精成瘾 / 滥用

随着年龄的增长，人体对酒精的耐受性会逐渐降低，毒性和不良反应的危险则相应增加。尽管如今八九十岁的女性酒精问题患病率有所增加，但总的来说还是男性居多。

晚发酒精成瘾 / 滥用的危险因素包括女性、高社会经济阶层、躯体健康状况差、诱发的生活事件、神经症人格、精神疾病。科萨科夫综合征（Korsakoff syndrome）是酒精所致精神病（特别是震颤、谵妄）的一个重要后遗症。

如果酒精成瘾 / 滥用继发于实际问题，则预后较好，应鼓励和促进患者参加非饮酒性社交活动。对极端个案，应以减少躯体问题为导向，并转向居所照护，这可能减少患者的社会隔离。

二、药物滥用

一般而言，违法的药物滥用在老年群体中不是一个重要问题。但是，滥用处方药物却是该年龄组的常见问题，如滥用苯二氮䓬类、阿片类止痛药。对这些药物的依赖可能源于老年期疾病（如失眠和关节炎）的长期处方药物。医师出于好意，有时候认为对患者撤除这些药物治疗是"残忍"的，特别是患者服用这些药物已经很多年而且也已年迈时。不过，很重要的一点是，我们应该考虑撤除某种药物是否可能减少慢性不良反应（如抑郁），从而以此来真正提高患者的生活质量。

三、性问题

影响年轻人性生活的因素同样也影响着老年人，如社会压力、疾病和药物的不良反应。除此之外，老年人可能遇到更多老龄化生理改变所带来的问题。痴呆患者可能因疾病的主要特征——脱抑制的部分影响而表现出性欲增强。医护人员可能难以发觉老年人所经历的性问题，因为老年人的性历史常被忽视。这可能源于照护者对于性的不正确的假设，被照护者也可能认为他或她的性功能障碍是老龄化的"正常"现象。性功能障碍的临床治疗方法包括激素代替治疗，如应用阴道润滑剂和局部的雌激素，当然，也包括使用"伟哥"（西地那非）。

四、人格问题

老年期人格特征通常会变得更显著，尤其是小心谨慎、内向性和强迫性。偏执特质可能会强化，尤其是当社会孤立感增强时。某些情况下，老年人偏执会越来越重，可能会被误认为处于偏执型精神病性状态（如妄想性障碍）。精神病理状态可能会随年龄增长而"耗竭"。5%～10%的老年人会表现出人格障碍的特点，这些人通常住在养老院内才会引起卫生保健部门的注意。由于人格障碍在定义上是终身的，任何显著的人格都需要做出解释，器质性和功能性脑功能障碍都可能会表现为"人格改变"。老年人的人格问题通常是第欧根尼综合征（Diogenes syndrome，又称为"老年肮脏综合征"），其中古怪和孤僻的个体会变得越来越孤立，忽视自己，最后生活在污秽贫穷的环境里。他们经常忘记自己，拒绝接受帮助，因而必须对其进行干预。

五、自杀

老年是自杀的一个危险因素，大约20%的自杀发生在老年期，其中男性居多（男女之比为2∶1），因为男性自杀率往往随年龄增长而增加，而女性自杀率随年龄增长而下降。

（一）老年期自杀的预测因素

（1）年龄增长。

（2）男性。

（3）躯体疾病（35%~85%的病例）；社会隔离；鳏寡或分居。

（4）酒精滥用。

（5）目前或过去曾患抑郁性疾病（80%的病例）；最近接受过精神科服务。

（二）准自杀

老年人的准自杀相对较少见，只占病例的5%；性别分布大致均等。老年人明显的准自杀更可能是自杀未遂，因此应该非常慎重地对待所有的准自杀。很重要的一点是，要排除抑郁以及人格障碍，因为90%准自杀的老年人有抑郁障碍。此外，60%准自杀的老年人有躯体疾病；50% 既往曾住精神病院；以及 8% 会在准自杀 3 年内自杀死亡。

六、老人虐待问题

近 10 年来老年人被虐待的问题已经越来越得到重视。这个问题需要多学科、多机构共同回应，包括健康和社会服务机构、司法部门。

（一）老人虐待的类型

老人虐待是反映各种虐待老年人行为的笼统术语。这种虐待可以是一种或多种形式施行的（虐待）或忽略的（忽视）行为，可为故意或无意的，包括躯体虐待、言语虐待或心理虐待；身体的或心理的忽视；财务剥削。

虐待或忽视会导致老年人不必要的伤害、痛苦或损失，并会导致其人权受到侵害和生活质量降低。

（二）老人虐待的流行病学

老人虐待在家庭内和机构内均可发生。

（1）4%～6% 的老年人声称在家庭内受到虐待或忽视。最常见的虐待方式是家庭成员的言语虐待和财务剥削以及配偶的躯体虐待。受害者的性别分布是均等的，经济状况和年龄与受虐待的危险程度无关。值得注意的是，老人受虐待的报道不多。

（2）目前尚无机构设施内有关老年人受虐待程度的资料。但是，在国内外媒体对养老院工作人员进行的调查报道中，存在养老机构中有看护人员目击到老年人遭受躯体虐待的事件，并且养老院工作人员当中也有少部分人会对被看护的老年人做出躯体虐待的行为。

（三）解释老人虐待

老人虐待的主要危险因素：受害者的依赖性和社会隔离；照护者有精神或者药物滥用问题；受害者缺乏合适的监护人。相关因素也随虐待类型而发生变化，例如，依赖性是情感虐待的危险因素，但未必是躯体虐待的危险因素。此外，配偶虐待的原因可能与成年子女虐待的原因有所不同。

（四）对老人虐待的综合回应

预防是最佳方法，许多措施已经被证明是有效的：照护者的训练和支持；缓解老年人的社会隔离状况；暂居家照护；社区精神科护士（Community Psychiatric Nurse，CPN）访视等。对虐待有效的回应需要多学科的方法以及对可疑病例进行心理评估等。

第七章　老年人的心理治疗

一、概述

老年人的心理问题在我国已成为一大民生问题。焦虑、抑郁等心理问题不仅降低了老年人的生活质量，也影响其家庭和睦与社会和谐。从生物—心理—社会医学模式出发，分析社区老年人心理异常的生成机制并寻找矫正措施，对改善老年人的心理状态、提升老年人晚年的生活质量、营造和谐家庭氛围、促进和谐社会都大有裨益。

现在，社会越来越强调将为老年人提供心理治疗作为老年人赡养计划的一部分。倘若老年人没有认知功能损害，他们就可以参加几乎所有的相对于年轻人的治疗。但非常重要的一点是，要注意那些可能影响老年人患者对治疗的理解和其记忆能力的认知治疗。

人到老年，会遭受各种艰难甚至无法挽回和补救的痛苦。老年期可以说是"丧失的时期"，即身心健康的丧失，经济独立的丧失，家庭、社会关系的丧失，生存目的的丧失。老年人所面临的问题及其心态是中青年人所无法比拟的。所以，心理治疗对老年人更为重要。

老年人的常见病与心理因素的关系异常密切。老年人的常见病与心理因素的直接关系可从常见的心脑血管疾病（如高血压、冠心病）的病因分析上看出。我国 60 岁以上人群的高血压、冠心病的患病率在逐渐上升。产生心脑血管疾病的原因，除生物性因素外，还有心理因素。

二、对老年人进行心理治疗时应注意的问题

（1）态度要恭敬。由于患者的年岁通常比治疗者高，人生经验也多，治疗者应以尊敬长辈的态度与患者接触，这样才会使年老患者愿意接受治疗。

（2）对患者充分理解。老年人遇到的心理挫折与困难多半与丧失、孤独、缺少关心有关，所以在治疗过程中治疗患者要保持亲切、同情和支持的态度，使患者从治疗者给予的理解中获得精神享受。

（3）话题要避免提"将来"。一般来讲，老年人都有怀旧心理，爱同人谈过去、忆往昔，而不爱谈将来。治疗者与患者交谈的重心应放在现在与过去。

（4）要重视对老年人潜能的调动。老年人潜在的能力及丰富的经验是不容忽视的。只要真心实意提供必要的帮助，他们就会知道如何去配合治疗，重新适应新的生活。

（5）不能忽视病因的复杂性。科学调查表明，老年人平均患病种类在 6 种以上。也就是说，老年人常不是只有一种疾病在身。而致病的原因也不是单一的。生物性和心理性两类致病因素常常交织在一起。因此，治疗者在进行心理治疗时切不可忽视对生物性病因的排除，同时应根据患者的实际情况，给予必要的药物治疗。

三、心理治疗

（1）认知行为疗法。认知行为疗法的目的是消除患者逻辑思维上的错误，主要是针对社区心理异常老年人的自动思维。治疗师可以先询问老年人，当发生一些特殊事件时，首先出现在他头脑中的想法是什么，以此发现其自动思维如何。然后带着老年人通过检验得出相悖的结果，使老年人更容易接受。

（2）人本主义疗法。人本主义疗法通过设身处地的理解、平等坦诚的沟通、无条件的关注，尝试帮助焦虑抑郁患者等认识到他们的痛苦是一种真实的反应，帮助他们深化自我认识，以鼓励与关爱使其找到自我价值并发现自我需求，回归本我，实现身心的统一。

（3）团体疗法。如果有条件可以将有相似心理异常的老年人聚集在一起，由治疗师引导他们共同讨论相关问题，激发他们之间的积极互动，更高效地矫正社区老年人心理问题。

四、老年人的自我调整策略

老年人的心态和年轻人一样多样化，在经历了一生的经历和发展后，还可能会有更大的可变性。心理治疗方法的选择需要从老年人的独特性出发。老年人要学会做一个身心健康、有益于社会的"年轻型老人"，主要包括以下几个方面：

（1）勤于学习新知识。现代社会已经进入一个"知识爆炸"的时代，知识更新的周期不断地缩短，因此，老年人一旦放弃学习，"故步自封"，就会与时代背离得更远，如此，就会加速老年人在生理和心理上的衰老进程。

（2）摆脱失落感，与年轻一代平等相处。一些老年人从工作岗位上退下来以后会情绪低落，产生一种莫名其妙的失落感，从而变得孤僻任性，离群索居，这在心理学上称为"离退休综合征"。要摆脱这种境地，就要树立起新的观念，多和年轻人沟通。学会借用年轻人的"朝气"来冲淡或消除自己的"暮气"，营造一种宽松向上、与时俱进的氛围。

（3）要常参加社会活动，丰富日常生活内容。经常参加社会活动，保持与社会的接触是老年人健康长寿的一大秘诀。此外，老年人每年可尽可能地安排一定的时间外出旅游，因为旅游可以让人感觉年轻，并使人在饱览祖国的名山大川过程中收获好心情。

（4）要发挥自己的特长，争取有所创造。老年人从工作岗位上退下来以后，应认真地梳理一下自己的特长，学会做一些力所能及的创造性活动，如唱歌、写书法、作画、写作等。如此不仅能弥补因空闲时间过多所产生的无所事事的感觉，充实自己的生活，还能有所创造，真是"夕阳无限好，彩霞满云端"。

下　篇

躯体疾病伴发心理问题的识别与治疗

第八章　双心疾病的识别与治疗

第一节　概述

　　目前，我国心血管病的患病率、病死率都较高。据 2018 年 1 月公布的《中国心血管病报告 2017》推算，我国心血管病患病人数已达 2.9 亿，心力衰竭患病人数 450 万，冠心病患病人数 1100 万，高血压患病人数 2.7 亿。由于经济的快速发展、社会需求变化等因素，学习、工作、生活等方面的压力随之增加，但因心理知识的缺乏，对心理、精神疾病就医理念的认知不足（除重症精神病外，相当一部分有心理问题、神经症的患者在就医问题上畏缩不前，生怕就医的行为被旁人知晓后被当作"神经病""精神病"看待，因此常常不愿就诊，影响疾病的及时诊疗），我国心理障碍的发生率逐年增高。心血管病与心理障碍可互相影响，如果心血管病的患者并发心理障碍，会引起患者对诊疗的依从性不佳等情况，导致患者的就医体验差和预后不良。现代医学遵循生物—心理—社会医学模式，强调对患者进行综合干预。双心医学主要研究心理及精神疾病与心血管病之间的相关性，即研究情绪与心血管系统之间的深层联系，以及控制这些心理问题对心血管病转归的影响，又称心理心脏病学。其作为一个由心血管内科

（即心内科）和心理科、精神科交汇形成的学科，是通过干预患者的心理障碍，达到改善心血管病预后的目的。

双心疾病（即心血管病合并心理障碍）在临床上非常常见。例如心力衰竭患者早期最常见的表现是乏力，如果患者的年龄较大或平时体质较差，那么其失落感尚不明显。但如果患者是青壮年，除了部分患者能正确认识心力衰竭的病程，积极配合治疗外，有些患者失落感强烈，会产生异常的心态，其一，"我平时身体这么好，哪里会有什么心力衰竭"，所以对医务人员交代的用药、随诊等注意事项不重视，甚至过度运动，想以此证明自己的身体还行；其二，认为自己的身体"真的"不行了，情绪低落，对治疗的配合差。这些不好的心态、不健康的心理都会影响患者的依从性，影响治疗效果，导致病情恶化，又进一步加重心理的不健康。再如冠心病患者的戒烟问题，涉及生理、心理、行为等因素。有些患者出现心绞痛，经冠状动脉造影已明确为冠心病，需要戒烟，但患者戒不掉，还有很多理由，如"戒不了，不抽烟时太难受了""人生就只有吸烟这点乐趣，戒了，就一点乐趣都没有了""应酬太多，戒不了"等，直到经历一次心肌梗死，知道了剧烈的胸痛甚至濒死的感觉后，有些人要戒也就戒了，这二者前后的区别，是值得我们深思的。

双心疾病的心理障碍与单纯的心理障碍在识别方式上有所不同。一方面，心血管病的患者会有一些"正常"的情绪、心理反应，而这些反应会随着治疗后病情的好转、对病情有正确的认识而逐渐消失，医务工作者既不能漠视这些反应，也不能过分夸大，要进行动态观察。另一方面，也是最重要的，就是要在明确或排除心血管病的情况下来考虑心理障碍问题。例如心悸，在心内科门诊是比较多见的，尤其是一些年轻女性身上。首先要让患者指出"心悸"的部位，有些患者会指到上腹部，那么心悸的可能性相对较小（有些较瘦小的患者，其腹主动脉的搏动可产生类似的现象，尤其是腹部受压时）。接着，询问患者有无心前区的跳动感、落空感，是否有心肌炎、先心病、风心病等心脏病史；测血压；听心率及心律，有无心脏杂音，如以上询问及检查均未发现问题，那就要进一步询问目前学习、工作、生活等方面有无令患者感到不顺利、烦心的问题，平时睡眠如何，如确实回答有相关问题，则心理、睡眠方面有问题的可能性增大，但就此下结论还为时尚早，还应做心电图、心脏超声以及动态心电图等检查，如这些检查均未发现问题，则可建议患者去看心理、睡眠的专科。

此外，还有一个很重要的专业归口问题，因为即使是医务工作者，有时都会存在认识不足的问题。心血管病患者常因心血管病症状突出而在综合医院、基层医院就诊，但这些医院的医师常因缺乏心理、精神诊疗方面的知识和技能，对部分有心理问题的患者未能进行基本的、有效的识别，存在漏诊、误诊的可能。因此，综合医院、基层医院的医师应了解一些心理、精神方面的知识，尤其是要注意心血管病患者常见的情绪低落、沮丧、疑虑、抑郁、焦虑等表现，从而能够推荐患者到心理、精神专科或医院进一步诊疗，这将为双心疾病的患者得到更为全面而专业的诊疗打下良好的基础。

临床上双心疾病比较多见的躯体症状是抑郁、焦虑、惊恐发作（尤其是在急性呼吸困难发作时）等。有研究表明，心内科门诊患者焦虑的发生率为8.7%，抑郁的发生率为6.5%，二者共存的发生率为27.3%；急性冠脉综合征急诊入院患者抑郁、焦虑的发生率分别为65.6%、78.9%；原发性高血压病患者焦虑的发生率为 45.09%，抑郁的发生率为 6.33%，二者共存的发生率为 1.97%。双心疾病的患者在心理障碍表现较明显时，常规的心血管病治疗效果会较差，而且这部分患者更易有不良的医学行为，如依从性差等，因此需要心理科、精神科的专科诊疗配合。

非心理科、精神科专科诊疗的临床心理障碍诊治率较低，有研究显示，心内科医师对心血管病患者伴发心理障碍的识别率为 15.9%。其原因主要有以下 3 个方面：①医师方面。这些医师接受的是传统的医学教育模式，主要以生理为主，日常工作中多关注患者身体的症状、体征等情况，常忽视患者的心理状况；缺乏专业的心理知识及技能；在临床工作中常以疾病为中心，而不是以患者为中心（例如在门诊，常常以患者描述的症状、体征来构建心血管病的诊疗思路，当通过初步的仪器检查没有发现器质性心血管病的证据时，仍"一心一意"地做进一步检查，只想着从心血管病方面找原因，而忽略了对患者神情、语言交流的观察，以及对患者学习、工作、生活等情景和态度的询问，因而无法获得患者一些基本的心理、精神信息，也就无法为患者提供心理、精神方面的诊疗建议）。实际上，现在的诊疗早已不是"看病"的时代，而是"看病人"的时代，这里多一个"人"字的意义，就是强调医师要了解患者的学习、工作、生活等情况，进一步了解其心理、精神状态，以便对患者的病情有较为全面的评估。②患者方面。不少人认为"心理"有问题是一个"丢人"的事，常通过小范围的朋友聊天、聚会等方法来解决，并且由于大众心理知识的缺乏，没有意识到心理问题就像感冒、发热一样普通，可以寻求专科医师帮助的。③随着医学的发展，分科越来越细，这在一定程度上影响了医学的整体性，使心理问题难以被及时识别和治疗。

第二节　双心疾病的常见类型

一、以抑郁症状为主

双心疾病患者的抑郁症状与就诊于心理专科的抑郁障碍患者的核心症状相同，但多为轻度和中度，如"自觉"体力或心情"不行"，情绪低落、做事无兴趣等，但患者常对情绪相关的症状不太在意，总是过多地强调身体（生理）方面的问题。不少患者仍能继续学习、工作、生活，但反应迟缓。部分患者日常生活感到吃力，觉得生活没有情趣；有的患者会有无价值感，甚至出现自残、轻生的想法和行为。还有患者对心血管病的诊疗结果常常持怀疑态度，总觉得症状（如乏力、气短等）的改善不明显，达不到自己的预期想法或要求，但对于体征（如双下肢浮肿、出汗等）的改变较能接受。

二、以焦虑症状为主

双心疾病患者的焦虑症状与就诊于心理专科的焦虑障碍患者的核心症状相同，但多为轻度和中度，如情绪紧张、过度担心等；还可出现较为明显的口干、出汗、肢体震颤、面色潮红，以及心悸、气短、胸闷甚至胸痛等躯体症状。双心疾病患者的焦虑多为广泛性焦虑，即慢性焦虑；小部分是惊恐发作，即急性焦虑，常因惊恐发作就医。患者常诉呼吸困难、胸闷甚至胸痛，可见表情、行为夸张甚至情绪失控等表现，但体格检查及实验室检查等临床上较为常用的、客观的方法多证实没有与症状相关的器质性心血管病。

对这类患者的治疗实际的临床工作是很复杂的，如在急性左心衰竭的处理过程中，对有些患者的心理、行为反应的处置就要特别小心。急性左心衰竭发作时，患者会感到极度的呼吸困难、濒死感，神色恐惧，眼神飘忽不定，四肢乱动，甚至抓扯医护人员，有时还会询问身边的抢救者自己"是否要死了"。但随着抢救的进行，肺部啰音减少，心率、血压平稳，经皮血氧饱和度上升，呼吸困难缓解，大多数患者会自觉呼吸顺畅，自我感觉"好多了"，上述的惊恐表现会逐渐减轻。因此，这种基于有心血管基础疾病——急性左心衰竭所表现出来的惊恐发作，应是一种"正常"的心理、行为反应。但复杂的是，有些患者在症状、体征或监测指标已明显好转的情况下，仍诉说呼吸困难，表现出恐惧的语言和行为，这时候医护人员就要高度警惕，考虑这是与急性左心衰竭不相关的惊恐发作，而不是一味地仍在急性左心衰竭方面去找原因和处理。

三、抑郁、焦虑症状并存

临床上此类病例多见，有些以焦虑症状为主，有些以抑郁症状为主，往往见于病程长的患者。患者初期常出现焦虑症状，由于没有得到及时、有效的诊疗，继而出现抑郁症状。

四、以躯体化障碍／躯体化症状为主

躯体化是心理冲突和痛苦不为患者所察觉，却以躯体不适或躯体功能障碍的形式表现出来的精神病理过程。躯体化障碍是一种以多形式、多变化的躯体症状为主要表现的心理障碍。躯体化障碍的症状较广泛，可涉及身体2个以上的器官、系统，患者描述的症状往往与心血管病的发生、发展以及出现的背景因素等缺乏逻辑相关性，也未发现与这些症状相关的体格检查及实验室检查证据。例如，一位在心内科门诊就诊的年轻心悸患者，在询问病史及初步的体格检查未发现异常后，患者仍诉有心悸甚至尿意感，这时医师除了继续心内科疾病的检查外，还要考虑心理方面的问题引起的躯体化症状。这类患者有反复真实存在的痛苦体验（与伪病不同），常反复就诊，是双心疾病最为常见的心理障碍，临床表现主要是反复出现乏力、气短、心悸、胸闷、胸痛等，常常无明显诱因或在情绪紧张时发作，与运动多无明显关系；症状多样且多变；可伴有急躁、兴趣减退等焦虑、抑郁症状。使用常规的焦虑、抑郁量表对这类患者进行检测，部分患者有可能达不到焦虑或抑郁的诊断标准。

　　心血管病患者有抑郁、焦虑等不良的心理反应，尤其是出现躯体化症状时，会使患者的诊疗体验更为复杂，这就增加了医师对患者病情真实性的判断难度，特别是在病史收集、症状描述上，不仅可能会混淆不清，有时还会前后矛盾。这就要求心内科的医师不仅要遵循心血管病的病理生理机制及表现，牢牢把握住解决好心血管病这一问题导向，还要具备心理和精神方面的知识，能够去伪存真，对患者的病情进行综合评估。

第三节 双心疾病的识别

关于心理障碍的识别，《在心血管科就诊患者心理处方中国专家共识（2020版）》提出了几点要点：

首先，采用"三问法"，对患者提出3个问题：①"白天的精神状态是否因睡眠不好而受到影响或需要服用安眠药"；②"是否对以前感兴趣的事情失去兴趣，心情烦躁"；③"是否多次检查都没有发现心血管病的依据，但仍感到身体不适"。这3个问题中如有2个回答"是"，符合心理、精神障碍的可能性约为80%。也可采用"二问法"，使用的是《广泛性焦虑量表–2项》（GAD–2）和《患者健康问卷–2项》（PHQ–2）进行筛查。

其次，进一步评估。推荐使用《广泛性焦虑量表–7项》（GAD–7）、《患者健康问卷–9项》（PHQ–9），躯体化症状较多时推荐使用《患者健康问卷–15项》（PHQ–15）或《躯体化症状自评量表》。

最后，详细询问患者病史及用药情况，了解躯体化症状的发生与情绪等背景因素有无关系，是否有反复就诊而没有很好的医学解释的情况存在。

PHQ–9和GAD–7分别由9项抑郁核心症状、7项焦虑核心症状构成。PHQ–9和GAD–7内容简明，经我国人群验证具有良好的信度和效度，操作简便，适用于综合医院的筛查诊疗。双心疾病患者躯体化症状突出，而焦虑、抑郁程度不重，如果单纯使用焦虑、抑郁量表进行评估，常达不到阳性标准分值，因此需要《躯体化症状自评量表》配合测量，以获得更多的信息进行优化诊疗。因此，联合应用 PHQ-9、GAD-7、PHQ-15 有助于对患者抑郁、焦虑及躯体化症状 3 种常见的心理障碍进行识别。

第四节 双心疾病的临床处理

双心疾病的处理原则是在治疗患者器质性心血管病变基础上治疗患者的心理、精神障碍（这是首要的、根本的原则）。焦虑、抑郁、躯体化症状等常与心血管病有关，因此应尽快控制冠心病、高血压、心力衰竭、心律失常等心血管病，至少可以先减轻因疾病而引起的"正常"的不良心理反应。心血管科就诊患者的心理、精神问题较为复杂，从普通人的患病反应，到患病适应障碍及行为异常，尤其是有躯体化症状存在时，常与基础疾病的表现混杂，增加了临床处理难度。而且双心疾病患者会因为基础心血管病的存在，常先在心血管科就诊，出于对诊疗结果的担心以及对心理问题的抗拒，往往拒绝转诊至心理科、精神科进行进一步的专科诊疗。最关键的问题是，心血管病可以是致命性疾病，猝死风险高，而双心疾病患者的心理、精神问题大多是轻度和中度焦虑、抑郁，所以《在心血管科就诊患者心理处方中国专家共识（2020版）》指出，这部分患者由心血管科医师处理更加安全方便，主要有下面一些治疗方法。

一、认知行为治疗

认知行为治疗是通过对思维、信念或行为的纠正来改变患者的错误认知，以消除患者不良的情绪或行为的短暂心理治疗方法。认知因素如患者对疾病的理解、对治疗的预期想法等，在决定患者的心理反应中往往会起到关键的作用。在心血管病的早期，有些患者对自己是否有病的认识就可能存在问题，尤其是客观检查异常而又无症状者。例如初次发现血压增高：如患者的血压已达 160/100 mmHg*，又有头昏、头痛等不适，患者对高血压诊断会比较认同，能积极配合进一步的诊疗。但如患者无头昏、头痛等不适，平时身强力壮，他就会怀疑高血压诊断是否正确，就算是认可高血压诊断的患者，有的也会因为"觉得没有不舒服就是身体好"的表现而对进一步诊疗"没兴趣"，有的则认为一旦服用降压药就"不能停"而迟迟不愿服药。因此，在心血管病的诊疗过程中，认知行为治疗也是心血管科医师一个重要的辅助手段。

（一）纠正错误的认知

（1）帮助患者纠正错误的认知，建立良好的自动思维。将医学的专业用语转换成对患者来说听得懂、听得明白的语言进行宣传教育是很重要的基础工作，其他如心理访谈、精神分析、家庭治疗等，也有助于帮助患者正确认识自身疾病，减少因错误的认知而引起的焦虑等。

（2）建立良好的医患关系。如确需用药时，要注意有些患者对抗焦虑药、抗抑郁药的不良反应和依赖性普遍存在疑虑，服药依从性可能较差，所以要注意与患者的有效沟通及随访。同时也应注意到，随着科技、社会的进步，大众获取信息的能力大大增

---

　　* 1 mmHg ≈ 0.133 kpa。

强,不仅获得信息的渠道广、面大、迅速,而且信息内容鱼龙混杂,有一些虚假的甚至错误的信息掺杂其中,容易误导患者,使患者出现错误的认知。因此,医务人员在"看病人"的过程中,要注意用深入浅出、通俗易懂的语言让患者听得进去,与其产生共鸣,从而建立良好的医患关系,以便引导患者对医学知识进行科学、正确、客观的理解,这有助于诊疗的正常进行。

（二）运动疗法

运动对心血管病的益处已是医学界的共识,它在改善心理、精神状态的同时,还有助于改善心血管病的预后,打破二者的隔阂。患者常担心运动会加重心血管病,这是患者产生焦虑、抑郁情绪的原因之一。因此,应结合患者的健康状态及兴趣、条件等科学制订运动处方,遵循个体化的原则进行运动疗法。如对心力衰竭患者,在其住院期间于病情好转时进行一次 6 min 步行试验,在出院前再进行一次 6 min 步行试验,后者的结果往往比第一次好,这样不仅可以评估患者的病情,作为患者出院后运动量的参考,而且可以鼓励患者参与运动,提高其运动兴趣,减少对运动的恐惧,增强体力及抵抗力。运动疗法可参考《冠心病心脏康复/二级预防中国专家共识》。

（三）减压治疗

对心律失常、心力衰竭、心脏移植和安装有心内装置的患者的生理、心理问题进行腹式呼吸、肌肉放松和生物反馈等干预,也有一定的效果。

二、药物治疗

（一）一线用药

选择性 5-羟色胺再摄取抑制剂如帕罗西汀、西酞普兰等是目前治疗焦虑、抑郁的一线用药，用于心血管病患者相对安全。苯二氮䓬类如地西泮、艾司唑仑及劳拉西泮、阿普唑仑等，可用于焦虑障碍和失眠的治疗。

（二）二线用药

临床上使用曲唑酮（该类药有引起直立性低血压的可能，夜间使用较好）、度洛西汀（该类药有升高血压的风险）、米氮平（该类药可能会促进食欲、增加体重和引起糖代谢紊乱）时应遵从心理科、精神科专科医师的意见，并加强监测。其他如坦度螺酮，可用于心血管病伴焦虑的患者。

（三）药物治疗的注意事项

在认知行为治疗的基础上，对有躯体化症状、中度以上抑郁、焦虑的患者，考虑使用抗抑郁药、抗焦虑药。要注意这些药物与心血管病药物之间的相互作用，以及用药期间患者心理、精神的变化是否与心血管病诊疗过程的变化有关。

从最低有效剂量开始，逐步递增剂量。与患者有效沟通治疗药物的性质、作用，可能出现的不良反应及对策，增加患者治疗的依从性，因为这类患者对身体不适的变化较为敏感，容易将心血管病本身的病情变化与药物（尤其是用于心理、精神的药物）的不良反应混在一起。

加强随访，随访内容包括药物治疗效果、药物的不良反应等，门诊复诊时要关注心电图有无心律失常、ST-T 改变等情况，尤其是要关注 QT 间期。

三、中医治疗

（一）中医病机

现代医学的心理、精神疾病与中医的"郁证""不寐""脏躁""癫狂"等范畴相关。《黄帝内经》中就阐述了"心主血脉"与"心主神明"的双心理论，与现代的双心医学理念契合，体现了诊疗的整体性。中医将"七情（喜、怒、忧、思、悲、恐、惊）"和"五志（七情对应五行系统，又划分为五志，木——肝——怒，火——心——喜，土——脾——思，金——肺——忧、悲，水——肾——恐、惊）"统称为"情志"，相应的疾病称为"情志病"，相当于现在的心理、精神疾病和身心疾病。中医认为情志病发生的病理因素多为痰、瘀、郁，基本病机是心肝失调，以理气、活血、养心神为根本治则。

（二）中医诊断

中医辨证施治这个精髓思想不仅映衬了现代的生物—心理—社会医学模式，而且在望、闻、问、切四诊中也充分体现了对心理因素的关注。

（三）中医治疗

（1）药物治疗：双心疾病常见的证型有痰热扰心证、肝火扰心证、心脾两虚证、心血瘀阻证。其中以心血瘀阻证最为常见，代表药物有冠心丹参滴丸。中药、中成药的使用要注意遵循中医医师的辨证施治。

中医"缓则治本"的理念，对于心血管病中如高血压、冠心病、心力衰竭等有慢性病特点的疾病是有优势的，但也对中医医师提出了更高的要求。中医医师不仅要掌握本专业的诊疗技术，还需要了解现代医学概念中的心血管病以及心理、精神疾病方面的诊疗知识。通过多学科的交流，各专业可以取长补短，共同进步。需要注意的是，对心血管病患者心理、精神方面的问题进行中医治疗时，由于心血管病患者的治疗大多数以西药为主，所以应注意观察药物的相互作用；在有条件的情况下，可兼顾使用治疗心血管病的中药。

（2）非药物治疗：包括中国传统健身术、精神内守法、五音疗法等。

四、双心疾病的急症处理

（一）急性焦虑发作（惊恐发作）

1. 症状

急性焦虑发作主要表现为突发的胸部不适、窒息甚至濒死感，患者有夸张、恐惧的表情和行为（这些表情和行为比一般的心血管病患者要大），可伴有出汗、心率快、血压升高等交感神经兴奋的表现，一般持续数十分钟，可自行缓解。由于和心绞痛、心肌梗死的临床症状（特别是胸闷、胸痛）相似，患者常在急诊科或心内科就诊，容易被误诊为冠心病或心绞痛。

2. 处理

鉴别诊断和对症处理要同步进行。鉴别诊断特别是及时判断是否存在心血管病尤为重要，可借助一些体征、检查、监护仪器等较为客观的证据来识别。对症处理上，首选迅速起效、半衰期短的药物（如咪达唑仑等）静脉给药，并注意药物的呼吸抑制作用。

（二）谵妄

1. 症状

谵妄是一种由大脑皮层缺血缺氧引起的脑器质性综合征，在综合医院较为常见。患者表现为认知功能下降、定向力障碍、注意力不集中、行为无序且没有目的等。

2. 处理

首先积极处理基础疾病，如缺血缺氧、高热、电解质紊乱、酸碱失衡、重要脏器功能衰竭等各种病因；其次，如果患者有亲人陪同，可降低患者受伤和出现激越的风险，出现躁动时可适当约束或使用咪达唑仑等。氟哌啶醇对激越有效，缺点是可造成QT间期延长，有室性心律失常者不宜应用。心理科、精神科专科医师的协作有助于心内科医师对病情的处理。

第五节　心内科与心理科、精神科的合作及对双心疾病的管理

一、心内科与心理科、精神科的合作

心内科医师有心血管病专科诊疗的专长，尤其是在心血管病

的急救方面，但他们临床心理、精神病学专业的知识相对薄弱。他们有识别一些基本的心理问题、处理常见的心理反应和适应不良的能力。

心理科、精神科专科医师长期与心理、精神疾病这些反应方式特殊的患者接触，能够辨析这些反应方式所表达的心理、精神病理意义，并采取有效的应对措施。他们能处理大多数内科系统疾病，但在对心内科的一些突发情况（如胸痛、呼吸困难、恶性心律失常等）的识别及处理方面有一定的局限性。

心内科医师在经过心理、精神方面知识、技能的培训后，可提高处理较为困难的涉及双心疾病病例的能力，但对于依从性不好的病例、难治性病例、危险病例（如有自伤、自杀倾向，或有伤人行为）、反复投诉病例（无充分理由、证据表明医护人员处理不当，但患者反复抱怨）等，应请心理科、精神科会诊。除会诊外，如患者心血管病病情相对稳定，应优先考虑转诊心理科、精神科。

心内科医师在应对好心血管病诊疗的同时，处理心理、精神问题时应注意：要充分意识到精神障碍是心血管病的危险因素，它们大多数不是主要治疗目标，主要治疗目标仍是心血管病，尤其是危及生命的心血管病。强调生物—心理—社会医学模式，在保证心血管病的诊疗能够进行的基础上，给予自主神经功能失调、心脏神经症、焦虑状态、抑郁状态等患者可以理解、接受的解释及治疗。

二、双心医学的技能培训

通过学习心理、精神卫生知识，心内科医师对有轻度和中度心理障碍患者给予抗抑郁治疗，有效率可达 79.4%，这提示心内科医师处理轻度和中度心理障碍是可行的。这一点对全科医师的培养有很好的启示作用，因为全科医师是我国居民健康的"入门检查者"，是高血压等常见病、慢性病的一线防治者，双心医学的系统培训能够为全科医师提供实用的技能，对双心疾病患者的诊疗能起到很好的示范作用。所以，综合医院医师尤其是基层医院全科医师应当进行心理、精神卫生知识的学习，以提高识别和处理心理、精神障碍患者的能力，为进一步进行心理、精神的专科化诊疗打好基础。

三、利用现代网络技术对双心疾病进行管理

移动医疗技术的普及和发展使智能手机、可穿戴设备等方便、实用的仪器用于生理活动（如运动、心率、睡眠等）的实时监测成为可能。基于互联网技术，利用健康手表等检测仪器，对合并抑郁的老年心血管病患者进行互联网干预的研究显示，心理治疗配合互联网随访干预可以降低心血管病预后风险和医疗成本。

总之，无论科技如何进步，社会如何发展，人类的群居倾向使得绝大多数的个体都生活在一定的环境下、一定的社会群体中，人是环境人也是社会人。人与环境、社会通过感知觉进行接触，进一步产生相应的生理反应、心理反应及行为。生物—心理—社会医学模式对医务工作者的要求不仅仅是"看病"，而是要更好地"看病人"，在实际工作中的体现是对心理、社会因素的关注，这有助于医务工作者对疾病、对患者进行全方位了解，进而有助于全方位的诊疗。因此，心内科、全科医师在掌握双心疾病理论和技能的基础上要进一步加强对心理、精神专业知识的了解和学习，以便更好地识别、处理双心疾病患者的病痛。

第九章 慢性肾脏病伴发心理问题的识别与治疗

第一节 慢性肾脏病伴发心理问题的发病机制及治疗

慢性肾脏病（chronic kidney disease, CKD）指任何原因导致肾脏损伤（肾脏结构或功能异常）在3个月以上，可有或无肾小球滤过率（glomerular filtration rate, GFR）下降，或肾小球滤过率 < 60 mL/（min · 1.73 m^2）在3个月以上，有或无肾脏损伤证据的一组肾脏疾病。在临床当中以代谢产物潴留，水及电解质紊乱，全身各个系统受累为临床表现。

慢性肾脏病患者可能因为肾病相关毒素对神经系统的严重影响，或者合并经济、性格、家庭关系等多重因素的影响，从而出现程度不等、多种多样的精神心理异常和神经紊乱症状。严重的慢性肾脏病（如尿毒症）患者还可能因昏迷、谵妄、躁狂等症状急诊入院。

精神、心理问题严重影响慢性肾脏病患者的生活质量和整体预后，肾病专科的医护人员有责任和义务帮助慢性肾脏病患者合理有效地应对心理压力，护送慢性肾脏病患者安全穿越"肾脏疾病—精神压力"硝烟夹击下的火线，顺利打赢慢性肾脏病导致的精神心理异常的抗击之战。

一、慢性肾脏病伴发心理问题的发病机制

（一）机体在持续对抗多重内患侵扰

1.炎症反应引发尿毒症脑病和认知障碍

肾脏在多种损伤性因素的作用下，可产生单核细胞趋化蛋白（monocyte chemoattractant protein，MCP）-1、肿瘤坏死因子［（tumor necrosis factor，TNF），又称肿瘤坏死因子-α（TNF-α）］、白细胞介素（interleukin，IL）-2等促炎性细胞因子（proinflammatory cytokine），以及血管生成素（angiopoietin）-2、转化生长因子（transforming growth factor，TGF）-β、血小板衍生生长因子（plateletderived growth factor，PDGF）等致纤维化因子。以上物质在体内可形成复杂的网络系统，通过交互对话等机制相互影响，以此激活肾脏固有细胞，影响胞外基质的产生与降解，最终可造成胞外基质成分的过度堆积，同时引起肾脏固有结构的消失，导致肾功能下降。

此外，慢性肾脏病导致的外周血炎症因子及趋化因子的大量释放可破坏机体血脑屏障，使其通透性增加，导致多种代谢毒素进入脑区，引发中枢神经系统炎症，造成神经元与星形胶质细胞损伤。其中星形胶质细胞可参与多种功能，包括维持血脑屏障、神经元传递、调节代谢、中枢神经系统发育及信息传递等，炎症反应的发生可导致树突改变、突触丢失、神经元凋亡、下丘脑功能改变及记忆功能障碍等，由此引发尿毒症脑病（uremic encephalopathy，UE）、认知障碍等并发症。

研究显示，随着炎性指标的不断升高，体内葡萄糖-胰岛素

稳态可受到影响，由此形成慢性炎症状态，此类炎症状态可导致抑郁症状的发生。同时，抑郁症状可进一步加重炎症反应，二者相辅相成，对疾病进展有较大影响。

2. 毒素潴留引发尿毒症脑病和尿毒症周围神经病

肾功能减退可导致多种代谢毒素的蓄积：

（1）硫酸吲哚酚、尿酸（uric acid）、甲状旁腺激素（parathyroid hormone，PTH）、同型半胱氨酸等毒素，与脑耗氧的抑制作用及呼吸酶活性产物等机制有关。

（2）肌酐（creatinine）、肌醇（inositol）、甲基胍及琥珀酸（succinic acid）等胍类化合物的蓄积可使慢性肾脏病患者更容易发生高血压及缺血性脑损伤，造成尿毒症脑病及尿毒症周围神经病的发生。

3. 代谢紊乱导致脑细胞水肿、脑病及癫痫等

慢性肾脏病患者大脑多表现出代谢活性降低及耗氧量下降等特征，易引发水、电解质、酸碱代谢及营养物质代谢紊乱等情况，导致高血钾、稀释性低血钠、低镁、低钙、高磷、代谢性酸中毒及血糖异常等状态。

其中，低钠血症可引起脑细胞水肿、脑病及癫痫的发作，而高钾血症可造成神经轴突损伤及轴突去极化的出现。另外，高血钾与酸中毒可相互影响，进一步加重神经系统损伤，影响脑神经元代谢，同时损害正常的脑功能，导致尿毒症脑病。

4. 同型半胱氨酸与不宁腿综合征、睡眠障碍、抑郁有关

同型半胱氨酸作为 N–甲基–D–天门冬氨酸受体激动剂，可增强中枢神经系统兴奋性，导致不宁腿综合征（restless leg syndrome，RLS），进而引发睡眠障碍，长期睡眠障碍易导致抑郁情绪的产生。

同时，睡眠质量差可引起注意力下降、兴趣丧失、疲劳感加重、反应迟钝等表现，从而加重患者的抑郁程度。而肾素－血管紧张素系统（renin-agiotensis system，RAS）的异常活化也是导致慢性肾脏病患者抑郁的重要因素。

（二）长期服用免疫抑制剂导致机体抵抗力差

甲泼尼龙片、泼尼松片、霉酚酸酯、环孢素、环磷酰胺、甲氨蝶呤、雷公藤多苷片等免疫抑制剂是大多数慢性肾脏病患者曾经服用或者正在服用的药物，这些药物会导致机体对于各种感染的抵抗力大大降低，因此，慢性肾脏病患者更容易感染各类病原菌后发病，且感染后比普通人更加容易罹患重症肺炎，并进一步加重肾损害。

（三）需长期服药治疗，并定期复诊

慢性肾脏病患者需长期服药治疗，并定期到肾脏内科门诊复诊，根据复查指标及临床症状由门诊医师持续动态评估病情并酌情调整药物治疗方案。

而部分行动不便的老年患者，很可能不能按医嘱定期到门诊复诊，不能按时复查指标，上一个阶段的药物吃完后也未能及时按医嘱调整剂量和疗程，因此可能导致病情出现反复。这个情况导致很多慢性肾脏病患者出现焦虑、失眠、情绪激动和抑郁等症状。

二、慢性肾脏病伴发心理问题的治疗

（一）学会自我心理调适

慢性肾脏病患者可能比普通人面临更多的内忧外患，如疾病本身带来的压力和焦虑、睡眠障碍等交织，需要患者本人和家属一起，主动克服心理障碍，学会自我心理调适。

建议患者适当锻炼，包括抗阻训练、有氧训练，并接受一定的认知行为治疗等；还可以采用听音乐、绘画、唱歌、跳舞等艺术疗法辅助治疗，参加社区微信群有益的讨论，积极参与家务劳动，从家庭、朋友处获得精神支持等。

（二）定期就医

即便处于慢性肾脏病的稳定期，患者仍需定期就医接受专业的病情评估和规范管理。当慢性肾脏病患者病情稳定时，其精神心理异常仅表现为一般程度的焦虑、失眠等，身体如果未出现其他特殊不适症状，很容易自认为"没什么事"而忽略了到心理、精神专科定期复诊，这样很可能导致患者脱离规范的慢性病管理，使病情在不知不觉中加重。

（三）家属要注意识别患者的自杀倾向

当患者表现出抑郁、愤怒等情绪时，家属一定要询问其有没有自杀的想法。80%自杀的人之前都会给身边的人清晰的预警信号。具体可以关注患者有无以下表现：

（1）患者曾经向家人、朋友谈论起关于自伤、自杀或死亡的话题：比如说"我死了就好了""真希望我没生出来过"。

（2）患者表达对生活的失望、绝望情绪：比如说"活着一点意思都没有了""人活着有什么意义"。

（3）患者自我厌恶、强烈自责：比如说"我消失了大家就好过了""我就是个负担"。

（4）患者寻找某些危险的工具：如药物（农药、镇静助眠药

等)、刀、绳。

（5）写绝笔：写遗书或遗言、告别性质的诗歌、微博等。

（6）交代后事：把自己觉得珍贵的藏品送人。

（7）突然道别：突然的电话或信息问候。

（8）疏远家人和朋友：逃避社交，喜欢一个人独处。

（9）突然喜欢冲动冒险：有酗酒、开快车等危险行为。

（10）情绪突然变化：极度抑郁后，突然变得平和、开心，看开一切。

当发现患者有自杀高危表现时，一定要对其进行 24 h 陪伴，必要时采取保护性措施，同时撤除患者周围任何可能用于自杀的工具和物品，并尽快让患者到心理、精神专科就诊。

（四）睡眠障碍的治疗

一项研究发现，首次诊断为慢性肾脏病的患者平均肾小球滤过率为 58.6 mL/（min · 1.73 m²），随访发现 89.5% 的患者有不同程度的睡眠障碍。观察性研究发现，慢性肾脏病自然病程的早期即可发生睡眠障碍；1/3 的患者需要服用安眠药；80% 终末期肾病（end-stage renal disease，ESRD）患者存在各种睡眠障碍，包括失眠、白天嗜睡、入睡困难、频繁觉醒、不宁腿综合征导致的睡眠障碍、睡眠周期性肢体运动（periodic limb movements of sleep，PLMS）、阻塞性睡眠呼吸暂停综合征（obstructive sleep apnea syndrome，OSAS）及中枢性睡眠呼吸暂停综合征（central sleep apnea syndrome，CSAS）、梦魇［（nightmare），又称梦境焦虑障碍（dream anxiety disorder）］、梦游及发作性睡病等。此外，血液透析治疗对患者具有显著影响，与下午进行血液透析的患者相比，上午进行血液透析的患者报告夜间睡眠减少，睡眠质量差。患者质量最高、时间最长的睡眠发生在进行血液透析后的第一个晚上。

1. 注意睡眠卫生

睡眠卫生是指有助于改善睡眠和维持良好睡眠的行为，包括以下几点：

（1）睡眠时间，只要感到休息好就足够（成人通常 7~8 h）。

（2）保持规律的睡眠时间表，尤其是保持早晨规律的苏醒时间。

（3）睡不着时不要强行入睡。

（4）午餐后避免饮用含咖啡因的饮料。

（5）避免在接近睡眠时间时饮酒（如下午晚些时候和傍晚）。

（6）避免吸烟或其他的尼古丁摄入，特别是在傍晚。

（7）根据需要调整卧室环境以减少刺激（如减少外界光线、关闭电视机）。

（8）避免在睡前长时间使用发光屏（计算机、平板、智能手机或电子书）。

（9）睡前消除担忧或担心。

（10）有规律地每天锻炼至少 20 min，最好的锻炼时间为睡前的 4~5 h。

（11）避免日间小睡，特别是超过 30 min 的小睡或在日间较晚的时候小睡。

2. 管理好饮食

坚持优质低蛋白、低盐、低嘌呤饮食，并监测好血压、血糖。

3. 适当使用失眠药物

对于失眠的患者，首先要关注诱发或加重失眠的躯体疾病、精神疾病、药物滥用或睡眠障碍的治疗；对持续失眠严重到需要服药的患者，如果是以入睡困难为主，建议使用短效药物，如唑吡坦、扎来普隆。服药后患者有日间困倦、头晕、目眩的可能，应注意防范患者跌倒等意外的发生。一定注意避免滥服助眠药物。

4. 关注睡眠呼吸暂停的情况

肥胖患者和中老年患者比较容易发生睡眠呼吸暂停，这可能加重心脑血管缺血缺氧，从而增加慢性肾脏病患者发生嗜睡、昏迷、心肌缺血甚至心肌梗死的风险。

肥胖患者和中老年患者的家属应注意观察患者夜间有无打鼾和呼吸暂停的情况，以及日间有无嗜睡、头晕、胸闷、心前区不适等症状，提醒并帮助患者夜间采取高枕侧卧位休息，以减轻上气道塌陷、后坠阻塞气道，必要时在呼吸及睡眠医学专业医师的指导下配备家用双水平辅助通气呼吸机。

（五）不宁腿综合征的治疗

不宁腿综合征是指令人感到不适的、感觉异常的自发性持续腿部运动症状。患者迫切想活动下肢，夜间及静息状态下症状加重，活动可使症状缓解。不宁腿综合征常合并睡眠障碍。不宁腿综合征的应对方法如下：

（1）进食富含铁的食物，必要时口服硫酸亚铁（325 mg/次，一日2～3次）联合维生素C（每次服用硫酸亚铁时服用100～200 mg）。

（2）日间保持清醒，保持愉快的情绪，主动参与家务劳动，主动积极与家人和朋友沟通，读书、听音乐、练瑜伽、打太极拳、练习书法等可以在室内进行的活动都可以很好地转移注意力，避免过度思考，减轻抑郁、焦虑等可以诱发不宁腿综合征的因素。

（3）喝咖啡、吸烟和饮酒等都可能加重不宁腿综合征的症状，要尽量避免。

（4）适当的室外运动。

（5）腿部按摩。

（6）使用电热垫或洗热水澡进行腿部保暖。

（7）血液透析方式可以改为每日短时血液透析。一项前瞻性队列研究（FREEDOM 研究）纳入了 94 例有睡眠障碍和（或）不宁腿综合征的患者，应用每日短时血液透析治疗后，采用国际不宁腿综合征研究组评定量表（international restless legs syndrome rating scale，IRLSRS）进行评估，发现患者的症状得到了持续改善。然而，给予药物治疗不宁腿综合征的患者百分比并无下降。

（六）尿毒症周围神经病的治疗

慢性肾脏病患者最常见的神经系统并发症为尿毒症周围神经病，其在血液透析患者中的发病率为 60%～90%。尿毒症周围神经病常为隐匿发生、缓慢发展以及具对称性、距离依赖性的神经病。下肢症状较上肢严重。早期患者可能感到双脚针刺感觉丧失或振动觉减弱或消失，脚踝深部肌腱反射减弱或消失。随着疾病进展逐渐累及大腿和双手、双臂。更严重的还可能出现肌肉萎缩及肌肉无力。尿毒症周围神经病的应对方法如下。

（1）改变血液净化方式：高通量透析、血液透析滤过。患者出现严重的神经病变或病情持续进展是开始血液透析治疗的重要指征。常规血液透析治疗可以延缓尿毒症周围神经病的进展，但很少改善临床症状。近期研究发现，使用高通量透析或者血液透析滤过或许能够改善预后。

（2）肾移植能够真正改善患者的临床症状。

（3）避免高钾血症，控制好血糖可能能够预防或延缓疾病进展。

（七）自主神经功能紊乱的治疗

慢性肾脏病患者自主神经功能紊乱也较常见，在慢性肾脏病 5 期患者中发病率高达 60%。自主神经功能紊乱临床表现包括阳痿、膀胱功能紊乱、小肠功能紊乱，以及皮肤干燥、汗液分泌异常等。心血管神经功能紊乱时可表现为站起时头晕、眼黑、心悸、心律失常、活动耐力下降等，并可能出现致命性的后果，如恶性心律失常、无症状性心肌缺血及猝死等。自主神经功能紊乱的应对方法如下。

（1）患者及家属应注意观察平时有无上述异常表现。

（2）肾移植可以改善患者自主神经功能，血液透析治疗很少实质性改善自主神经功能。

（3）预防透析中低血压（intradialytic hypotension，IDH），血液透析开始前 15～30 min 口服米多君。

（4）血管紧张素转化酶抑制剂（angiotensin converting enzyme inhibitor，ACEI），如贝那普利、雷米普利、卡托普利等能够降低心率变异率。

（5）β受体阻滞剂（如美托洛尔、比索洛尔等）对于晚期慢性肾脏病患者心血管具有保护作用，但有糖代谢、血脂代谢的不良反应。

（6）α/β受体阻滞剂（如卡维地洛等）对糖代谢、血脂代谢呈中性影响，同样能起到保护心血管的作用。

（7）沙库巴曲缬沙坦：含有脑啡肽酶抑制剂和血管紧张素Ⅱ受体拮抗剂（angiotensinⅡ receptor blocker，ARB），用于射血分数（ejection fraction，EF）降低的慢性肾脏病合并心力衰竭［NYHA 心功能分级Ⅱ～Ⅳ级，左心室射血分数（left ventricle ejection fraction，

LVEF）≤40%］患者，可降低患者的心血管死亡和心力衰竭住院风险。

（8）对于慢性肾脏病合并糖尿病患者，控制好血糖同样有助于延缓自主神经病和尿毒症周围神经病的进展。

（八）中枢神经系统异常的治疗

慢性肾脏病合并中枢神经系统异常时对认知功能有重要影响。慢性肾脏病发生认知功能障碍的主要表现是记忆力和执行力下降。目前针对慢性肾脏病的认知障碍缺乏有效的治疗方法。

当家属发现患者出现记忆力明显减退，丧失主动性，对周围的事漠不关心或易冲动、过度反应，缺乏计划能力，行为与目标不能一致等情况时，建议这样做：

（1）控制好血糖、血压，避免抽烟、饮酒、饮茶等。

（2）ACEI/ARB 的应用可以减少蛋白尿。

（3）采用低温透析等措施保持透析中血流动力学的稳定。

（4）肾移植治疗。

（5）通过养成良好的睡眠习惯来改善睡眠，从而改善认知功能。

（6）避免镇静药的过度使用和多重用药。

（7）运动锻炼等。

第二节　尿毒症脑病的防治策略

尿毒症脑病包括一系列中枢神经系统和精神异常，与慢性肾脏病或急性肾损伤（acute kidney injury，AKI）患者体内毒素蓄积，水、电解质和酸碱失衡，激素代谢紊乱，血管反应性改变，血脑屏障受损，氧化应激，炎症状态，营养素缺乏等有关。应急创伤、感染、药物或毒物、急性透析不充分等可诱发加重尿毒症脑病。

尿毒症脑病尚缺乏统一诊断标准，准确患病率难以统计，既往国内外报道患病率差异较大。随着慢性肾脏病管理的改善，目前严重尿毒症脑病在进展期慢性肾脏病患者中比较少见，多数患者会在出现严重中枢神经系统症状前启动规律肾脏替代治疗。与此相反，急性肾损伤患者更可能出现严重尿毒症脑病，因为急性肾损伤患者肾小球滤过率下降速率更快，毒素蓄积和内环境紊乱发生得更快且难以预测。

一、尿毒症脑病的临床表现

尿毒症脑病缺乏特征性临床表现和特异性实验室及影像学异常，难以与其他脑病区分。尿毒症脑病由于个体差异，不同肾脏原发病、并发症及合并症不同，病程长短不一，肾功能下降速度迥异而临床表现不一。其典型特征是感觉变化，包括记忆力下降、注意力受损、抑郁、妄想、嗜睡、易怒、疲劳、失眠、精神错乱、目光呆滞、畸张症（catatonia，又称紧张症），也可出现认知损害、肌肉痉挛、扑翼样震颤、构音障碍、眼球震颤、视乳头水肿、躁动、手足抽搐、癫痫发作（典型为强直阵挛性）和昏迷等。患者还可能出现言语不清、皮肤瘙痒、肌肉抽搐或不宁腿综合征，也可伴或不伴恶心、呕吐等胃肠道症状。随着肾小球滤过率的下降，还可出现其他尿毒症症状，如液体潴留导致的胸闷、气促和浮肿等。

在严重的急性肾损伤患者中，尿毒症脑病通常发生在肾小球滤过率下降后的几天内。在慢性肾脏病患者中，尿毒症脑病的发病过程更为隐匿，通常为数周至数月，因此在出现较重的认知障碍之前可能被忽略。在肾小球滤过率缓慢下降的进展性慢性肾脏病患者中，以疲劳、厌食、体重减轻和恶心等症状最常见，这些患者的认知障碍发展通常是缓慢的、渐进的、轻微的，可能需要特定的量表检测才能明确。这类患者中包括总睡眠时间减少、失眠、白天嗜睡、昼夜节律改变、睡眠呼吸暂停和不宁腿综合征等在内的睡眠障碍相关表现也非常常见。急性肾损伤患者由于肾小球滤过率的快速下降可表现为更严重的精神错乱、谵妄、癫痫发作和昏迷等症状。尿毒症脑病导致的神经精神症状常常是可逆的，经过充分的肾脏替代治疗后症状可消失或缓解，如经过3~5次充分血液透析后症状未见好转甚至加重，需排除其他器质性疾病导致的中枢神经系统疾病，如脑血管疾病、脑部肿瘤或神经系统退行性疾病等。

二、尿毒症脑病常见的辅助检查

（1）肾功能、电解质、血糖、动脉血气分析等，以评估肾功能和内环境状态。

（2）血常规、炎症指标评价，以评估炎症状态。

（3）肝功能、血氨、甲状腺功能、药物浓度检测等，以排除其他代谢性脑病。

（4）经颅多普勒、颅脑 CT、颅脑 MRI 和脑血管造影等，以排除脑血管疾病和颅内占位性病变等。多数尿毒症脑病患者影像学检查结果提示正常或非特异性改变。

（5）脑电图。尿毒症脑病患者的脑电图主要为弥漫性慢波、正常 α 节律消失、θ 波与 δ 波增多，癫痫发作的患者还可见棘波、也有三相波的病例报道。

（6）脑功能测试。目前没有公认的比较好的适用于尿毒症脑病的脑功能测试，还有待进一步的临床研究。

三、尿毒症脑病的诊断及鉴别诊断

（1）尿毒症脑病通常发生于慢性肾脏病进展期［4～5 期，肾小球滤过率 <30 mL/（min·1.73 m²]或者血液透析不充分的维持性血液透析患者中。

（2）起病规律是由轻到重缓慢持续进展各种神经精神症状。

（3）经颅多普勒、颅脑 CT、颅脑 MRI 或脑电图等影像学检查缺乏特异性表现。

（4）尿毒症脑病症状与肾功能衰竭的原发病因没有直接关系。

（5）经过充分血液透析或进行肾移植后，尿毒症脑病临床症状明显改善甚至消失。

尿毒症脑病需与高血压脑病、血栓性微血管病、脓毒症相关性脑病、肝性脑病、移植后脑病、低钠／高钠血症、低钙／高钙血症、低镁／高镁血症、低磷酸盐血症、低血糖、糖尿病高渗昏迷和糖尿病酮症酸中毒、透析中低血压、透析失衡综合征、韦尼克－科尔萨科夫综合征（Wernicke-Korsakoff syndrome）等疾病区别。

四、尿毒症脑病的预防

慢性肾脏病进展期（4～5 期）患者要充分了解自身病情，并根据病情严重程度加强自我健康管理，避免病情突然加重诱发尿毒症脑病，同时遵医嘱服药，定期复诊，在专科医师的指导下适时建立血液透析通路及启动肾脏替代治疗。维持性血液透析患者要遵医嘱规律透析，切勿随意中断或减少透析频次，以保证充分的透析。

（1）放松心情、规律作息、劳逸结合、避免熬夜和感染，遵从医嘱合理饮食，保持适量运动和控制体重等。

（2）无须肾脏替代治疗的患者，务必遵医嘱服药，切勿擅自减药、停药或加药，并避免肾毒性药物和其他可导致肾功能恶化的因素，如大量呕吐、腹泻引起的血容量不足或不明成分中草药、偏方、保健品等诱发急性肾损伤，同时也要预防感染、外伤等可能加重肾功能损害的情况。

（3）规律血液透析患者需加强自身管理，控制水分摄入，确保透析间期体重增长控制在干体重的 3%～5% 以内，避免诱发急性充血性心力衰竭，降低单次超滤脱水量，避免透析时血流动力学较大波动诱发脑病，减少摄入富含钾、磷的食物，避免高钾、高磷等严重电解质紊乱。

（4）腹膜透析患者透析操作时注意无菌操作，避免腹膜透析相关腹膜炎，并主动与主管医师或随访护士沟通，及时告知自身情况，以免延误病情诊治。

五、尿毒症脑病的治疗

（一）一般支持治疗

（1）卧床休息，优质低蛋白饮食。低蛋白饮食可延缓中晚期慢性肾脏病的进展和改善急性肾损伤患者的残肾功能，但对维持性血液透析患者和低蛋白血症患者应给予优质蛋白以纠正低蛋白血症和避免蛋白质营养不良。

（2）纠正水、电解质、酸碱和葡萄糖紊乱，控制血压，预防感染，消除精神紧张等诱发因素。有精神障碍、谵妄、抽搐者，可给予镇静剂。国内有学者对主要表现为幻觉、被害妄想、躁狂、异常兴奋等精神异常的患者在血液透析的基础上联用奥氮平和丙戊酸镁缓释片取得较好疗效，该研究结论与本中心临床实践经验相符。我们推荐对以精神症状为主的尿毒症脑病患者在充分血液透析治疗的基础上，可联用不良反应较小的二代抗精神病药进行治疗，快速控制患者症状。

（3）针对以神经症状为主的患者，可适当给予醒脑静、胞磷胆碱等改善脑代谢的药物，并给予维生素、微量元素和氨基酸以改善营养状况。

（4）继发性甲状旁腺功能亢进可加重慢性肾脏病，导致高磷血症、维生素 D 缺乏诱发尿毒症脑病，靶向抑制甲状旁腺激素合成和分泌，纠正钙、磷代谢紊乱可延缓病情的发展。

（二）肾脏替代治疗

肾脏替代治疗包括血液透析、腹膜透析和肾移植治疗。大量研究显示血液透析和肾移植可快速清除尿毒症毒素，能迅速改善尿毒症脑病症状。但长远来看，这 3 种肾脏替代治疗在预防和治疗尿毒症脑病有效性方面没有显著差异。血液透析是治疗尿毒症脑病的有效措施，多数患者在开始血液透析后几天至几周内病情好转。国内大量研究显示，连续性血液净化治疗较普通间断血液透析治疗具有更好的血流动力学稳定性以及持续、稳定清除尿毒症毒素的优点，可降低透析失衡综合征和肌肉痉挛等透析相关并发症的发生率，获得更好的治疗效果，有条件的医院可优先选择。既往大量临床研究显示，血液灌流可通过吸附方式清除血液透析和血液滤过不能清除的蛋白结合率高的脂溶性大分子毒素（比如多种炎症因子和趋化因子等），从而提高尿毒症脑病的改善率，结合笔者的临床经验，合并重症感染、药物过量和其他严重疾病（如结缔组织病或自身免疫病）的患者可优先选择这种方法。在维持性血液透析或症状反复发作的尿毒症脑病患者中，适当增加血液透析次数（如短期内每日血液透析）可改善临床症状。然而，当血液透析不当或过量时，尿毒症脑病患者也可因血压剧烈波动造成脑血管痉挛，水、电解质紊乱而引发透析性脑病。研究显示，长期血液透析的患者颅内发生出血的概率增加，其中以慢性硬膜下血肿较多见，这可能与血液透析时血压控制欠佳和抗凝药的使用有关。

（三）其他治疗

既往研究显示，肠源性尿毒症毒素可能参与了尿毒症脑病的发生。国外研究显示，慢性肾脏病患者应减少红肉和蛋黄的摄入，以减少肠源性尿毒症毒素的产生。另一个策略是口服具有吸附特性的活性炭。国外一项体外细胞研究显示，口服吸附剂AST-120可降低硫酸吲哚酚的浓度，从而减轻星形胶质细胞的炎症反应。但是目前还没有口服吸附剂对神经系统预后的临床研究。这种无创治疗方法在接受姑息治疗或接受增量透析治疗的患者中可能有应用价值。

另外，有研究显示居家和透析中的运动训练（exercise training, ET）和认知训练（cognitive training, CT）是延缓终末期肾病患者认知功能下降的非病理学干预措施之一。

总之，对中晚期慢性肾脏病患者和维持性血液透析患者，需患者本人及家属、医务人员和政策制定者共同努力，实现对尿毒症脑病的预防，早发现、早诊断、早治疗，以提高尿毒症脑病整体防治水平。

参考文献

陈伟伟，高润霖，刘力生，等，2018. 中国心血管病报告 2017 概要［J］. 中国循环杂志，33（01）：1–8.

丁荣晶，王桂莲，傅媛媛，等，2009. 心内科处理心理障碍患者治疗方案的可行性分析［J］. 医学与哲学，30（12）：73–74，78.

董陈娣，2021. 慢性肾脏病患者睡眠情况的调查及影响因素分析［D］. 广州：广州中医药大学.

范丽华，2013. 尿毒症性脑病患者危险因素的特点分析［J］. 中国医药指南，11（26）：161–162.

干超士，王旭翔，2010. 慢性肾脏病 IV 期患者周围神经病变临床表现与电生理分析［J］. 现代实用医学，22（06）：683.

胡大一，2006. 心血管疾病和精神心理障碍的综合管理——"双心医学"模式的探索［J］. 中国临床医师杂志，34（05）：2–3.

李荣山，2020. 慢性肾脏病相关神经精神疾病的相关进展［J］. 中华医学信息导报，35（20）：21.

刘梅颜，胡大一，2007. 心内科患者常见的心理问题［J］. 中国实用内科杂志，27（09）：660–661.

刘梅颜，姜荣环，胡大一，等，2009. 心脏急症与稳定性冠心病患者合并心理问题现状分析［J］. 中华心血管病杂志，37（10）：904–907.

刘文进, 2018. 终末期肾病相关记忆障碍的特点与机制研究 [D]. 南京: 南京医科大学.

龙本栋, 区丽明, 陈剑, 等, 2010. 原发性高血压合并焦虑抑郁障碍现状调查 [J]. 临床心身疾病杂志, 16 (02): 144-145, 148.

欧子明, 谢富华, 张振辉, 等, 2021. 尿毒症脑病患者临床特点与危险因素分析 [J]. 中华急诊医学杂志, 30 (05): 602-606.

上海市肾内科临床质量控制中心专家组, 2022. 慢性肾脏病早期筛查、诊断及防治指南 (2022 年版) [J]. 中华肾脏病杂志, 38 (05): 453-464.

孙新宇, 2011. 综合医院中心理评估量表的选择和使用 [J]. 中华内科杂志, 50 (09): 727-728.

唐宏宇, 方贻儒, 2020. 精神病学 [M]. 北京: 人民卫生出版社.

王历, 陆凯, 李建超, 等, 2015. 患者健康问卷在心血管门诊抑郁障碍筛查中的价值 [J]. 中华心血管病杂志, 43 (05): 428-431.

王历, 陆凯, 王长鹰, 等, 2014. GAD-2 和 GAD-7 在心血管门诊焦虑筛查中的信度与效度分析 [J]. 四川精神卫生, 27 (03): 198-201.

王晓燕, 袁勇贵, 2021. 慢性肾脏病患者认知障碍发生机制的研究进展 [J]. 中华神经医学杂志, 20 (04): 417-421.

文中豪, 2020. 社区老年人心理异常的生成机制和矫正措施 [J]. 劳动保障世界 (15): 29.

谢鹏, 高成阁, 江涛, 2021. 神经与精神疾病 [M]. 2 版. 北京: 人民卫生出版社.

于海波, 姜埃利, 魏芳, 等, 2018. 慢性肾脏病患者不安腿综合征诊治的研究进展 [J]. 中华肾脏病杂志, 34 (04): 310-314.

于秀峙, 陆石, 冯学震, 等, 2017. 尿毒症血液透析患者周围神经病的发生率及影响因素分析[J].临床肾脏病杂志,17(08):486-489.

于朕楠,付英,马芹颖,等,2022.不安腿综合征的治疗进展[J].河北医科大学学报,43(07):859-865.

喻倩,李寒,王世相,2021.慢性肾脏病患者认知障碍研究进展[J].中国血液净化,20(08):509-511.

袁霞,2021.长期住院的慢性肾脏病患者焦虑抑郁发生情况及影响因素[J].当代护士(中旬刊),28(02):99-101.

张素辉,李幼东,赵立峰,等,2016.石家庄市社区老年人心理健康状况及影响因素分析[J].医学与社会,29(10):92-94.

张奕琳,刘东伟,乔颖进,等,2019.慢性肾脏病患者认知和抑郁障碍的评估及分析[J].中国血液净化,18(10):693-696.

赵曼,余国龙,杨天伦,2012.某三甲综合医院心内科门诊患者焦虑 抑郁症状及相关因素[J].中国临床心理学杂志,20(02):188-189,184.

中国康复医学会心血管病预防与康复专业委员会,中国老年学学会心血管病专业委员会,中华医学会心身医学分会,2020.在心血管科就诊患者心理处方中国专家共识(2020版)[J].中华内科杂志,59(10):764-771.

中国老年保健医学研究会老年内分泌与代谢病分会,中国毒理学会临床毒理专业委员会,2018.老年人多重用药安全专家共识[J].中国全科医学,21(29):3533-3544.

中国医师协会胸痛专业委员会,中国医师协会心血管内科医师分会,中国胸痛中心联盟,等,2022.新型冠状病毒感染疫情防控期间胸痛中心常态化运行专家共识(2022修订版)[J].中国介入心脏病学杂志,30(04):241-250.

中华医学会, 中华医学会杂志社, 中华医学会全科医学分会, 等, 2021. 抑郁症基层诊疗指南（2021年）[J]. 中华全科医师杂志, 20（12）: 1249–1260.

中华医学会神经病学分会神经心理学与行为神经病学组, 2016. 综合医院焦虑、抑郁与躯体化症状诊断治疗的专家共识[J]. 中华神经科杂志, 49（12）: 908–917.

中华医学会心血管病学分会, 中国康复医学会心血管病专业委员会, 中国老年学学会心脑血管病专业委员会, 2013. 冠心病康复与二级预防中国专家共识[J]. 中华心血管病杂志, 41（04）: 267–275.

中华医学会心血管病学分会, 中华心血管病杂志编辑委员会, 2020. 新型冠状病毒肺炎疫情防控期间心血管急危重症患者临床处理原则的专家共识[J]. 中华心血管病杂志, 48（03）: 189–194.

钟旭, 2022. 慢性肾脏病相关神经精神疾病的研究[J]. 医学信息, 35（11）: 51–53.

庄琦, 毛家亮, 李春波, 等, 2010. 躯体化症状自评量表的初步编制及信度和效度研究[J]. 中华行为医学与脑科学杂志, 19（09）: 847–849.

字芯怡, 孙丽萍, 2022. 非透析慢性肾脏病患者睡眠障碍的研究进展[J]. 临床肾脏病杂志, 22（05）: 428–433.

左晓莉, 商洪雪, 王玉娟, 2021. 慢性肾脏病血清镁离子、钙离子水平与周围神经功能的相关性研究[J]. 临床肾脏病杂志, 21（01）: 44–48.

ABDELRAZEK M A, VENNA N, STONE J H, 2018. IgG4-related disease of the central and peripheral nervous systems [J]. The

Lancet Neurology, 17（2）: 183–192.

ADESSO S, PATERNITI I, CUZZOCREA S, et al., 2018. AST-120 reduces neuroinflammation induced by indoxyl sulfate in glial cells ［J］. Journal of clinical medicine, 7（10）: 365.

AHLAWAT R, TIWARI P, D'CRUZ S, 2018. Prevalence of depression and its associated factors among patients of chronic kidney disease in a public tertiary care hospital in India: A cross-sectional study ［J］. Saudi Journal of Kidney Diseases and Transplantation, 29（5）: 1165.

AKMAN C, ÜLKER ÇAKIR D, BAKIRDÖĞEN S, et al., 2019. The effect of serum calcium levels on uremic encephalopathy in patients with acute kidney injury in the emergency department［J］. Medicina, 55（5）: 204.

BECKER B K, ZHANG D, SOLIMAN R, et al., 2019. Autonomic nerves and circadian control of renal function［J］. Autonomic Neuroscience（217）: 58–65.

BRAFFETT B H, GUBITOSI-KLUG R A, ALBERS, et al., 2020. Risk factors for diabetic peripheral neuropathy and cardiovascular autonomic neuropathy in the Diabetes Control and Complications Trial/Epidemiology of Diabetes Interventions and Complications（DCCT/EDIC）study［J］. Diabetes, 69（5）: 1000–1010.

COCKAYNE N L, GLOZIER N, NAISMITH S L, et al., 2011. Internet-basedtreatment for older adults with depression andco-morbid cardiovascular disease: protocol for arandomised, double-blind, placebo controlled trial［J］. BMC Psychiatry（11）: 10.

DREW D A, WEINER D E, SARNAK M, 2019. Cognitive impairment

in CKD: pathophysiology, management, and prevention [J]. American Journal of Kidney Diseases, 74 (6): 782–790.

GABIN J M, ROMUNDSTAD S, SALTVEDT I, et al., 2019. Moderately increased albuminuria, chronic kidney disease and incident dementia: the HUNT study [J]. BMC nephrology, 20 (1): 1–10.

GREGG L P, HEDAYATI S S, 2020. Pharmacologic and psychological interventions for depression treatment in patients with kidney disease [J]. Current opinion in nephrology and hypertension, 29 (5): 457.

HAMED S A, 2019. Neurologic conditions and disorders of uremic syndrome of chronic kidney disease: presentations, causes, and treatment strategies [J]. Expert review of clinical pharmacology, 12 (1): 61–90.

JABBARI B, VAZIRI N D, 2018. The nature, consequences, and management of neurological disorders in chronic kidney disease [J]. Hemodialysis International.

KARNIK M, BEERAKA N M, UTHAIAH C A, et al., 2021. A review on SARS-CoV-2-induced neuroinflammation, neurodevelopmental complications, and recent updates on the vaccine development [J]. Molecular Neurobiology, 58 (9): 4535–4563.

LEE S, WANG, CHAO C T, et al., 2021. Frailty is associated with a higher risk of developing delirium and cognitive impairment among patients with diabetic kidney disease: A longitudinal population-based cohort study [J]. Diabetic Medicine, 38 (7): 40.

LICHTMAN J H, BIGGER J T, BLUMENTHAL J A, et al., 2009.

Depression and coronary heart disease: recommendations for screening, referral, and treatment[J]. FOCUS The Journal of Lifelong Learning in Psychiatry, 7(3): 406–413.

LIN C H, LURIE R C, LYONS O D, 2020. Sleep apnea and chronic kidney disease: a state-of-the-art revie[J]. Chest, 157(3): 673–685.

MAYEDA L, KATZ R, AHMAD I, et al., 2020. Glucose time in range and peripheral neuropathy in type 2 diabetes mellitus and chronic kidney disease[J]. BMJ Open Diabetes Research and Care, 8(1).

MBRO I, FABIANI V, FABIANI M, et al., 2020. A systematic review on the association between obstructive sleep apnea and chronic kidney disease[J]. Sleep Medicine Reviews(53): 101337.

MOSLEH H, ALENEZI M, ALSANI A, et al., 2020. Prevalence and factors of anxiety and depression in chronic kidney disease patients undergoing hemodialysis: a cross-sectional single-center study in Saudi Arabia[J]. Cureus, 12(1): 38–40.

MUSTONEN A, GONZALEZ O, MENDOZA E, et al., 2018. Uremic encephalopathy in a rhesus macaque(Macaca mulatta): A case report and a brief review of the veterinary literature[J]. Journal of medical primatology, 47(4): 278–282.

NATALE P, RUOSPO M, SAGLIMBENE V M, et al., 2019. Interventions for improving sleep quality in people with chronic kidney disease [J]. Cochrane Database of Systematic Reviews(5): 100–104.

NIGAM G, CAMACHO M, CHANG E T, et al., 2018. Exploring sleep disorders in patients with chronic kidney disease[J]. Nature and

Science of Sleep（10）：35.

RAGAB D, ABDALLAH D M, EL-ABHAR H S, 2020. The dual reno-and neuro-protective effects of dimethyl fumarate against uremic encephalopathy in a renal ischemia/reperfusion model［ J ］. Pharmacological Reports, 72（4）：969–983.

RIAR S K, GREENBAUM L A, BLIWISE D L, et al., 2019. Restless legs syndrome in chronic kidney disease：is iron or inflammatory status to blame［ J ］. Journal of Clinical Sleep Medicine, 15（11）：1629–1634.

RUSSELL S G, QUIGLEY R, THOMPSON F, et al., 2022. Factors associated with the increased risk of dementia found in the Torres Strait［ J ］. Australasian journal on ageing, 41（1）：88–96.

SIMOES E SILVA A C, MIRANDA A S, ROCHA N P, et al., 2019. Neuropsychiatric disorders in chronic kidney disease［ J ］. Frontiers in pharmacology（10）：932.

SOOMRO Q H, CHARYTAN D M, 2021. Cardiovascular autonomic nervous system dysfunction in chronic kidney disease and end-stage kidney disease：disruption of the complementary forces［ J ］. Current Opinion in Nephrology and Hypertension, 30（2）：198–207.

STROUD S G, KANDEMIR U, 2020. Acute Delirium Induced by Ciprofloxacin in a Patient With Chronic Kidney Disease：A Case Report［ J ］. JBJS Case Connector, 10（2）：10–14.

UARTI-TREVANO F, SERAVALLE G, DELL' ORO R, et al., 2021. Autonomic cardiovascular alterations in chronic kidney disease：effects of dialysis, kidney transplantation, and renal denervation

［ J ］. Current Hypertension Reports，23（2）：1–7.

VALENSI P，2021. Autonomic nervous system activity changes in patients with hypertension and overweight：role and therapeutic implications［ J ］. Cardiovascular Diabetology，20（1）：1–12.

YANAI A，UCHIYAMA K，ISHIBASHI Y，2019. Uremic encephalopathy in patients undergoing assisted peritoneal dialysis：a case series and literature revie［ J ］. CEN Case Reports，8（4）：271–279.